DE
L'IRIDO-CHOROÏDITE
GLAUCOMATEUSE

PAR

Ernest CONCHE

DOCTEUR EN MÉDECINE

Ex-Interne des hôpitaux de Lyon ; Membre titulaire de la Société des Sciences médicales de Lyon ; Membre correspondant de la Société de Médecine et de Chirurgie pratiques de Montpellier.

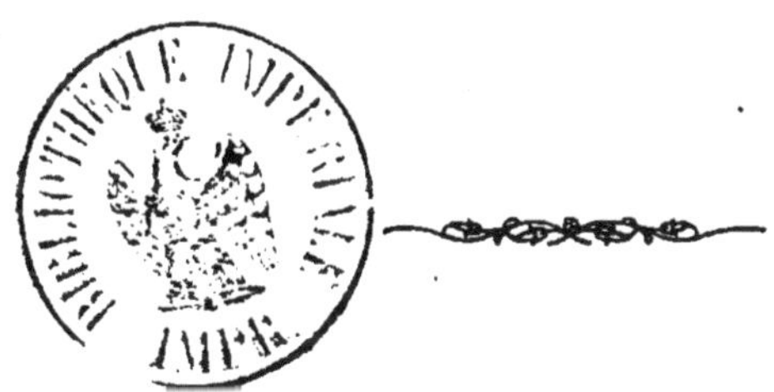

MONTPELLIER

BOEHM & FILS, ÉDITEURS DU MONTPELLIER MÉDICAL
Place de l'Observatoire.

1862

A MON PÈRE.

Ton bonheur a été de te faire le guide aussi bienveillant qu'éclairé de mes premiers pas dans la vie et dans la science ; aujourd'hui le mien est de t'offrir cette Thèse, comme gage d'éternelle reconnaissance.

A MA MÈRE BIEN-AIMÉE.

A MA FAMILLE.

E. CONCHE.

A M. DESGRANGES,

Chirurgien en Chef de l'Hôtel-Dieu de Lyon.

A MES MAÎTRES DANS LES HÔPITAUX

MM. Barrier, Devay, Gailleton, Rambaud,

Socquet, Teissier, Valette.

E. CONCHE.

INTRODUCTION.

Tant d'hypothèses ont été émises sur la nature du GLAUCOME, que celui-ci, bien loin de sortir de l'obscurité dont il était jadis enveloppé, sembla s'y plonger plus que jamais, alors qu'on pouvait espérer voir l'ophthalmologie éclairée d'un jour tout nouveau.

Cependant une seule opinion, développée en Allemagne par de Græfe, et presque généralement acceptée en France, a vu les preuves lui venir de l'examen ophthalmoscopique des phénomènes qui se passent dans le globe oculaire, de leur interprétation et du traitement du glaucome. Si cette opinion, qui relie le glaucome à un trouble choroïdien, tend à être reconnue d'une manière unanime, c'est grâces à la direction que donna aux esprits vers une étude plus exacte des maladies de l'œil, l'ophthalmoscopie, qui cependant au début avait été accusée d'être une cause de divergence d'opinions.

En face de toutes les théories émises jusqu'à ce jour, ai-je pu espérer dire quelque chose de nouveau? Évidemment non! — tout ce que j'ai pu faire, a été de choisir parmi ces opinions celle qui m'a paru la plus vraie, de la contrôler par l'observation clinique, de réunir tous les faits qui m'ont semblé prouver sa réalité; et maintenant, ayant acquis une conviction fondée sur des recherches que je me suis efforcé de rendre aussi nombreuses que cela m'a été possible, je viens soutenir que le glaucome n'est qu'une forme de choroïdite, ou mieux d'irido-choroïdite.

Je me propose d'établir que, séparés ou réunis, les symptômes du glaucome n'ont aucune valeur pour créer une entité morbide distincte de celle d'une des variétés de la choroïdite, et que l'on doit par conséquent supprimer, sinon le mot de glaucome, que je voudrais voir remplacé par celui d'irido-choroïdite glaucomateuse, au moins l'idée qu'on pourrait s'en faire en croyant à un être pathologique distinct et indépendant.

Encore quelques années, et soutenir cette manière de voir sera peut-être un hors-d'œuvre, sera revenir sur un fait acquis à la science ; mais il est encore des théories séduisantes défendues par des hommes du plus grand mérite, et dans ce conflit, qui dure encore, j'ai cru qu'il appartenait à chacun de dire ce qu'il avait vu, observé, d'apporter son contingent de faits.

Puissé-je remplir convenablement ma tâche dans ce travail commun, et n'avoir pas trop préjugé de mes forces en l'entreprenant !

Qu'il me soit permis de remercier M. Desgranges pour les conseils qu'il m'a donnés sur ce sujet ; c'est sous sa direction bienveillante que j'ai entrepris mes recherches, c'est sur sa vaste expérience que j'appuie ma manière de voir.

DE

L'IRIDO-CHOROÏDITE

GLAUCOMATEUSE

HISTOIRE DU GLAUCOME.

Ne pouvant espérer faire un historique complet de tous les écrits qui ont été publiés jusqu'à ce jour sur le glaucome, je me contenterai de tracer l'histoire des principales opinions qui ont eu cours dans la science, et autour de chacune d'elles je grouperai les noms des auteurs les plus connus qui les ont soutenues.

Pour Hippocrate, le nom de glaucome est donné à toute opacité siégeant derrière la pupille; mais les auteurs qui le suivirent, ne croyant un changement de couleur possible que dans le cristallin, désignaient sous ce nom « une cataracte lenticulaire d'une teinte blanche, bleuâtre et tirant sur le gris [1]. »

1 Sichel; Mémoire sur le glaucome. (*Ann. ocul.*, tom. VI, pag. 222.)

2

Aussi est-ce ce sens qu'il faut donner au mot glaucome, employé par Rufus, Galien, Aétius, Actuarius, Paul d'Égine et tous les autres auteurs qui s'occupèrent de cette question jusqu'au commencement du siècle passé.

En 1705 et en 1709, se fondant sur le résultat de deux autopsies, Brisseau fils soutint que la cataracte était formée par l'opacité du cristallin, ce qui d'ailleurs avait été prouvé pendant le siècle précédent; mais il ajoute de plus que le «*glaucome est un obscurcissement de l'humeur vitrée qui est changée en verd.*»

En attribuant au glaucome l'altération du corps vitré, Brisseau constatait un fait vrai; car, ainsi que nous le verrons, le corps vitré peut subir une altération plus ou moins profonde dans le glaucome; seulement cet auteur fait jouer à ce trouble un trop grand rôle, car sans lui pas de glaucome. En rejetant du glaucome l'opacité du cristallin, il commettait une erreur, car la cause qui amène le changement du corps vitré, amène plus souvent encore celui du cristallin.

De telle sorte que le grand mérite de Brisseau n'est pas tant d'avoir déplacé le siége du glaucome, que d'avoir montré que toutes les opacités situées derrière la pupille ne sont pas exclusives au cristallin, mais peuvent siéger également dans le corps vitré. Son principal titre est d'avoir, par ses travaux, appelé l'attention des observateurs sur l'étude des maladies profondes de l'œil, et d'avoir commencé à faire cesser la déplorable confusion dans laquelle se trouvaient de tout temps ces dernières.

Les idées de ce novateur ne s'établirent pas sans contestation, et nous voyons, dans les Mémoires de l'Académie des sciences de 1707 et 1708, de La Hire et Méry, partageant les opinions des anciens, s'élever fortement contre celle de Brisseau.

Cette lutte continua, du reste, pendant la première moitié du XVIIIe siècle, entre les partisans de Brisseau et les partisans des idées anciennes, au milieu desquels nous trouvons l'illustre Valsalva (1717).

A partir de Brisseau, les auteurs se partagèrent donc en deux opinions : la première localisa le glaucome dans le cristallin ; la seconde le plaça dans une altération du corps vitré. Entre ces deux opinions, on en vit surgir une troisième, qui, mixte, admettait que c'était tantôt le cristallin, tantôt le corps vitré qui était malade. Pour éviter la confusion dans laquelle nous jetterait une trop grande multiplication d'opinions, je rangerai les observateurs qui admirent cette opinion mixte dans une des deux premières, selon qu'ils accordèrent plus ou moins d'importance à l'une ou à l'autre de ces altérations.

PREMIÈRE PÉRIODE.

Le glaucome est une maladie du cristallin.

Seule opinion des anciens, cette manière de voir fut trop fortement ébranlée par Brisseau pour durer longtemps; aussi ne la voyons-nous défendue que dans le commencement du siècle passé.

Dans notre siècle, l'ophthalmologiste qui a fait jouer le plus grand rôle au cristallin est Mackenzie, qui attribue la teinte particulière du fond de l'œil principalement « au *cristallin* et à l'humeur vitrée qui est souvent jaunâtre [1].»

Mais ce changement de couleur du cristallin n'est pour lui qu'un symptôme « d'une inflammation chronique de la rétine et de la choroïde qui est probable [2].» Enfin, cet auteur fait remarquer que la choroïdite aiguë prend parfois des caractères si analogues à ceux du glaucome, « qu'on y a quelquefois appliqué l'appellation de glaucome aigu [3].»

De ces diverses citations je puis conclure que, bien que Mackenzie accorde une assez grande importance à l'altération du cristallin dans la production de la couleur glaucomateuse, ce trouble n'est pour lui qu'un

[1] Mackenzie, tom. II, pag. 614.
[2] *Loc. cit.*, tom. II, pag. 617.
[3] *Loc. cit.*, tom. II, pag. 609.

symptôme d'une lésion plus grave, et qu'on peut le ranger parmi ceux qui font du glaucome une choroïdite.

Cette opinion eut pour défenseurs :

Valsalva, Deuxième disser. à l'Acad. des sciences de Bologne; 1717.

Morgagni, Epist. anat. ad scripta pert. Valsalvæ; Venise, 1740 (première opinion de cet auteur).

En France :

Maître-Jean, Traité des mal. de l'œil; Troyes, 1707.

De La Hire, Mém. de l'Acad. des sciences; 1707.

Mery, Mém. de l'Acad. des sciences ; 1708.

Taylor, Description exacte de 243 maladies de l'œil; Paris, 1766.

DEUXIÈME PÉRIODE.

Le glaucome est considéré comme une maladie du corps vitré.

Brisseau, ayant constaté à deux reprises différentes l'opacité du corps vitré, y plaça le siége du glaucome. Telle fut également l'opinion de ses premiers partisans; mais bientôt on chercha la cause de cette altération du corps vitré. On prétendit d'abord la trouver dans une inflammation de la membrane hyaloïde ; puis, personne n'ayant pu prouver cette inflammation, on fut amené à penser à la rétine.

Une autre raison amena encore à ce résultat. Les deux premières opinions décrivaient comme glaucome une maladie caractérisée par un fond bleu verdâtre de l'œil ; mais les observateurs remarquèrent qu'indépendamment de ce symptôme, il y en avait beaucoup d'autres, et que cette teinte particulière pouvait manquer, bien qu'il y eût glaucome. Alors, l'obscurité des milieux de l'œil n'expliquant plus la perte de la vue, on chercha la cause du glaucome dans une maladie de la rétine.

Cette seconde doctrine eut une assez longue durée, puisqu'elle régna de Brisseau (1705) jusqu'à nos jours, où elle eut des représentants illustres.

Heister, De catar., glauc. et amaurosi tractatio; Altorf, 1713.

Woolhouse, Dissert. sav. et crit. sur la catar. et le glauc. de plusieurs modernes; Francfort, 1717.

Sauvages, Nosologia methodica; Amsterdam, 1768.

Plenck, Doctrina de morb. ocul.; Vienne, 1777.

Benedict, Dissert. de morb. hum. vitr; Leipsik, 1809.

Voït, Commentatio exhib. anat. ocul. hum. et path.; Norimbergæ, 1810.

Beër, Lehre von den Augenkrank.; Vienne, 1817.

Geiger, Dissert. de glauc.; Lanshuti, 1822.

Rosas, Lehre von den Augenkrank.; Vienne, 1834.

Juncken, Lehre von den Augenkrank.; Berlin, 1836.

Andrea, Précis d'ophth. spéciale; Magdebourg, 1837.

Flesch, Dissert. de glaucom.; Berlin, 1839.

En Angleterre :

Samuel Cooper, Dict. de chirurgie, 1818.

Guthrie, Oper. surgery of the eye.

Watson, Compend. on the dis. of the eye; Edimb, 1830.

Middlemore, Treat. on the dis. of the eye; London, 1835.

En Italie :

Morgagni, loc. cit. (deuxième variété de glaucome admise par cet auteur).

Fontana, Dei moit, dell' tride ; Lucca, 1765.

Fabini, Doctr. de morb. ocul. ; Porthini, 1831.

En France :

Brisseau, Mémoire lu à l'Académie des sciences, 1705 ; — Traité de la cataracte et du glaucome, 1709.

De Saint-Yves, Traité des maladies des yeux ; Paris, 1722.

Guérin, Maladie des yeux ; Lyon 1769.

Arrachart, manuscrit de ses Leçons, en la possession de Sichel, 1786.

Desmonceaux, Traité des maladies des yeux et des oreilles, 1786.

Delarue, Cours complet des maladies des yeux ; Paris, 1830.

Boyer, Maladies chirurgicales, 1816.

Jourdan, Dictionnaire en 60 vol.

Cloquet, Dictionnaire en 30 vol.

Bérard, Dictionnaire en 30 vol.

Velpeau, Leçons recueillies par Jeanselme ; Paris, 1840.

Denonvilliers et Gosselin, Traité thérapeutique et pratique des maladies des yeux ; Paris, 1855. (Première variété du glaucome pour ces derniers auteurs.)

TROISIÈME PÉRIODE.

Le glaucome est constitué primitivement par une maladie de la rétine.

Cette opinion eut trois grands mérites : 1° d'avoir reconnu que dans le glaucome la teinte du fond de l'œil n'est qu'un phénomène secondaire qui peut manquer; 2° d'avoir cherché la cause des troubles des milieux dans les membranes de l'œil; 3° d'avoir montré que dans le glaucome il y a des altérations de la rétine.

Cette période fut donc incontestablement une phase de progrès pour l'étude du glaucome, puisqu'elle découvrit des lésions jusque-là ignorées; aussi cette opinion put-elle paraître définitivement établie, lorsque Jæger découvrit la saillie apparente de la papille. Il était difficile, en effet, de nier une maladie du nerf optique et de la rétine, lorsqu'on voyait la papille faire une saillie dans l'œil, comme s'il avait eu une exsudation dans l'intérieur du nerf optique? Malheureusement pour cette doctrine, la prétendue saillie ayant été mieux interprétée, fut démontrée être au contraire une excavation produite par la compression des milieux; bientôt il en fut de même pour toutes les autres lésions de la rétine, qui ne furent plus considérées que comme des troubles consécutifs à une choroïdite. Les principaux défenseurs de cette doctrine furent :

De Walther, cité par Sichel, 1807.
Wenzel, Manuel de l'oculiste, 1808.
Weller, Traité théor. et prat. des maladies des yeux, 1825.
Teilleux, Thèse de Paris, 1834.
Tyrrel, A practic. work on the dis. of the eye; Lond., 1840.
Bäder, Ophth. hosp. rep., n° 2.
Jæger, Glauc. et son trait.; Ann. oculist., 1858.

Denonvilliers et Gosselin, deuxième variété du glaucome admise par ces auteurs.

QUATRIÈME PÉRIODE.

Le glaucome est constitué primitivement par une choroïdite.

Soutenue avec la plus grande perspicacité par de Græfe, qui actuellement est son représentant le plus illustre, cette manière de voir avait pourtant déjà été émise au commencement du siècle par Autenrieth; et la compression, à qui nous verrons jouer un si grand rôle dans l'étude du glaucome, avait été admise par Taylor et par Mackenzie, qui dit : « Il est probable que le fluide aqueux qui occupe la place de l'humeur vitrée devenant surabondant, provoque par *compression l'absorption du pigment* et *rend complète l'insensibilité de la rétine*[1]. »

La choroïdite avait du reste été reconnue par quelques-uns des auteurs qui font du glaucome une maladie de la rétine; ainsi Wenzel dit : « Dans le glaucome, tous les vaisseaux du globe, soit *internes*, soit externes, sont ou variqueux ou au moins dans un état de turgescence bien marquée[2]. »

L'ophthalmologiste qui en France a le plus soutenu la doctrine de la choroïdite, est certainement Sichel, ainsi qu'on peut le voir dans son Iconographie et dans

[1] Mackenzie, tom. II, pag. 617.
[2] Wenzel; Manuel de l'oculiste, pag. 320.

un remarquable Mémoire sur le glaucome, auquel j'ai fait de nombreux emprunts historiques. — Pour Sichel, « le siége primitif et principal du glaucome est dans la choroïde, où prédomine le système veineux. — L'ophthalmie veineuse (glaucome) n'est en dernière analyse qu'une *phlegmasie* de *la choroïde*, qui au lieu d'être, comme dans la choroïdite, le résultat de causes locales (lésions traumatiques, congestions cérébro-oculaires directes), est produite, entretenue ou modifiée par la pléthore abdominale[1]. »

Enfin, « dans sa marche, j'ai toujours vu le glaucome succéder à une *inflammation* manifeste ou au moins à une *congestion* aiguë ou chronique de la *choroïde*[2]. »

Cette doctrine eut le mérite 1° de reconnaître que, dans le glaucome, toutes les lésions de la rétine dépendent d'une pression exercée sur cette membrane par les milieux oculaires; 2° de chercher la cause de l'altération de ces milieux dans un état pathologique de la choroïde.

Il est réellement étonnant que l'on ne soit pas arrivé plus tôt à ce résultat. L'anatomie et la physiologie ne prouvent elles pas suffisamment que la source de nutrition des milieux de l'œil est essentiellement le système irido-choroïdien? Or, s'il en est ainsi dans

[1] Iconographie, pag. 100.

[2] Sichel; Mémoire sur le glaucome. (*Ann. ocul.*, tom. V, pag. 184.)

l'état hygide, cela est encore vrai en pathologie, et je ne puis concevoir qu'une lésion des milieux de l'œil (hormis le traumatisme) existe primitivement dans ces milieux. *Toute altération des milieux oculaires suppose nécessairement un trouble nutritif ou circulatoire préexistant du système irido-choroïdien.*

C'est ce que prouvent les recherches anatomo-pathologiques de M. Cusco, qui a montré que la cataracte sénile est sous l'influence d'une choroïdite le plus souvent antérieure; que la cataracte postérieure et le ramollissement du corps vitré dépendent d'une choroïdite postérieure [1].

Jæger admet l'existence de trois courants nutritifs venant de la choroïde: 1° un postérieur, qui préside à la nutrition du corps vitré et du pôle postérieur du cristallin; 2° un moyen, qui préside à celle de la circonférence de la lentille; 3° un antérieur, qui tient sous sa dépendance celle de la partie antérieure. Pour cet auteur, toute altération des milieux provient d'un trouble antérieur d'un de ces trois courants.

M. Guérineau, dans deux autopsies où il vit le corps vitré ramolli et augmenté de volume, a constaté l'existence bien évidente d'une choroïdite [2].

Comme on le voit, la relation la plus intime existe entre l'état des milieux oculaires et l'état de la choroïde;

[1] Dubarry; Rech. sur la catar. Paris, 1860. — Guérineau, *loc. cit.*

[2] Guérineau, *loc. cit.*

et le principal mérite de l'opinion dont nous nous occupons est de l'avoir reconnue.

Toutefois, cette manière de voir est susceptible du reproche de sembler, par la terminaison *ite* qu'elle donne à toutes les maladies de la choroïde, ne reconnaître que des phlegmasies de cette membrane, ce qui est évidemment faux.

Émise, ainsi que je l'ai dit, par Autenrieth (*Essai de méd. prat.*, 1807), elle fut soutenue par :

Demours, Précis sur les mal. des yeux; 1821.

Lawrence, Diseases of the eye; 1833.

Canstatt, Thèse de Wurtzburg; 1831.

Fischer, Klinis. Unterricht; Prague, 1832.

Warnatz, Annal. oculist., tom. XI.

Rigler, Annal. oculist., tom. XIV.

Arlt et Schrœder van der Kolk, cités par de Græfe, Irid.

Sichel, Iconograph. ophth. — Mémoire sur le glauc. (Annal. oculist., tom. V et suiv.)

De Græfe, Note à l'Institut de France. — De l'iridect. dans le glaucome.

Follin, Mém. sur le glauc. (Arch. gén. de méd.) — Leçons sur l'application de l'ophthalmoscope aux mal. de l'œil; 1859.

Guérineau, Diagnostic des mal. des yeux à l'aide de l'ophthalmoscope; 1860.

Daguenet, Thèse de Paris, nº 163, 1861.

CINQUIÈME PÉRIODE.

Je rangerai dans cette période toutes les théories particulières qui, nées de nos jours, n'ont pu encore faire École.

Toutes ces opinions ont un caractère commun, en ce qu'elles donnent une importance bien plus grande à l'état général qu'on ne l'avait fait dans les périodes précédentes. Pour ces théories, le glaucome n'est plus qu'une manifestation d'un état pathologique de l'organisme.

Nous devons cependant rappeler que déjà, pour la plupart des auteurs qui ont fait du glaucome une choroïdite, cette maladie est sous l'influence de troubles généraux. Ainsi, pour Sichel, « la choroïdite veineuse (glaucome) est sous la dépendance expresse d'irrégularités dans la circulation veineuse en général, et surtout dans celle des viscères abdominaux et de la veine-porte (pléthore abdominale)[1]. Nous discuterons plus loin la valeur de ces théories, que je vais simplement énoncer dans ce chapitre.

Tavignot. — « Le glaucome n'est autre chose qu'une perturbation fonctionnelle du système nerveux ciliaire, se montrant sous l'influence d'un état de souffrance quasi cachectique, lequel se traduit par des lésions d'innervation, de circulation ou de nutrition[2]. »

Cet auteur reconnaît trois variétés du glaucome : 1° le glaucome phlegmasique, dans lequel les troubles de circulation prédominent ; 2° le glaucome névralgi-

[1] Sichel; Iconographie, pag. 100.

[2] Moniteur des sciences méd. et pharm., 1860.

que. Dans cette variété, l'élément douleur est le phénomène le plus prononcé; 3° le glaucome paralytique. Dans cette dernière variété, le glaucome parcourt ses périodes sans présenter les phénomènes névralgiques, et est alors le résultat d'une paralysie complète ou incomplète de ces mêmes nerfs ciliaires. Telle est cette opinion, qui a été exposée dans une communication faite à l'Académie des sciences en 1846, dans la *Gazette médicale* de la même année, et dans le *Moniteur des sciences médicales et pharmaceutiques* de 1860.

Desmarres. — « Comme le glaucome se trouve dans chacune des membranes de l'œil, je ne vois rien de mieux que de le classer dans les maladies générales de l'œil, comme je l'ai fait pour l'hydrophthalmie et le cancer. » (*Traité théor. et prat. des mal. des yeux*, 1858, tom. III, pag. 729.)

Hancock. — « Le glaucome est l'expression d'une maladie constitutionnelle, dans laquelle le sang est altéré et les vaisseaux malades : une infiltration du corps vitré est le résultat de cette condition du système sanguin, et surtout d'un obstacle à la circulation à travers les vaisseaux de la choroïde et de la rétine.... Cet obstacle est dû à la contraction spasmodique du muscle ciliaire. » (Cité par Follin; Mém. sur le glaucome, *Arch. gén. de médecine*.)

Cusco. — Cet ophthalmologiste distingué prétend

que la compression qu'exercent réciproquement l'une sur l'autre les diverses parties de l'œil, est produite par le retrait de la sclérotique hypertrophiée, qui se montre sous l'influence d'un état général rhumatismal ou goutteux.

Cette manière de voir, exposée dans l'ouvrage de Guérineau et dans la thèse de M. Jaumes, a été développée dans la thèse de M. Pamard, à laquelle j'ai emprunté quelques documents [1].

Jaumes [2]. — Dans la thèse certainement la plus remarquable qui ait été publiée en France sur ce sujet, M. Jaumes, constatant que tous les signes du glaucome sont amenés par un changement de rapport entre le volume des milieux de l'œil et la capacité des membranes; que ce changement de rapport pourrait être amené par une maladie de la sclérotique, de la choroïde, de la rétine et des milieux, nie l'existence du glaucome en tant qu'entité morbide distincte, et admet la possibilité d'un glaucome sclérotidien, d'un glaucome choroïdien, etc. Pour cet observateur, il n'y a donc pas *un glaucome*, mais un *groupe de maladies glaucomateuses*.

Enfin, je terminerai cet énoncé en mentionnant les travaux de Donders [3], Van Trigth, Pagenstecher et

[1] Pamard; Thèse de Paris, n° 230. Paris, 1861.

[2] Jaumes; Du glaucome. Montpellier, 1861.

[3] Donders; Sur les phén. vis. de la circulat. du sang dans l'œil. (*Ann. ocul.*, 1855.)

Saemisch[1], Coccius[2], Forster[3], qui ne représentent pas des théories différentes de celles que nous avons exposées précédemment.

En résumé, l'histoire du glaucome a passé par trois phases successives.

Une première période voit un symptôme et en fait une maladie.

Une deuxième période n'accorde plus qu'un intérêt secondaire à ce symptôme, dont elle cherche la cause dans les parties les plus importantes de l'œil.

Une troisième période ne fait de cette maladie de l'œil qu'un symptôme secondaire, qu'elle rattache à l'état morbide général, à l'affection.

SYMPTOMATOLOGIE.

Les symptômes du glaucome ont été, dans ces derniers temps, l'objet d'une étude si exacte, que je n'insisterais pas sur leur description, si je n'espérais, au moyen de leur interprétation, arriver à la connaissance de la nature de cette maladie.

[1] Pagenstecher et Saemisch; Observ. clin., cités par M. Jaumes, pag. 78; 1861.

[2] Coccius; Du glauc., de l'infl. et de l'expl. sur soi-même avec l'oph., 1860.

[3] Forster; Remarques sur l'excavation de la pupille. (*Ann. ocul.*; 1860.)

Symptômes visibles à l'œil nu.

GLOBE OCULAIRE.

L'œil paraît projeté en avant, plus volumineux surtout chez les malades encore jeunes ; il offre une dureté telle, que M. Desmarres a comparé la sensation que donne son toucher *à celle d'une bille de marbre sentie à travers un gant* (tom. III, pag. 799).

Cette dureté, un des signes les plus constants du glaucome, dépend évidemment d'une pression exagérée qui s'exerce, soit de dedans en dehors, soit dans la direction inverse. Dans le glaucome aigu, elle atteint dès le début son maximum ; tandis que, dans le glaucome chronique, elle est moins prononcée au commencement et va en progressant d'une manière insensible. Plus elle est prononcée, plus l'affaiblissement de la vue est grand.

SCLÉROTIQUE ET CONJONCTIVE.

A un demi-millimètre du pourtour de la cornée, on trouve un cercle bleuâtre plus ou moins foncé, qui est le canal de Fontana injecté et devenu visible par sa réplétion continuelle. De ce cercle part une quantité de petits vaisseaux, bien moins visibles à l'état normal, qui rampent sous la conjonctive, s'anastomosent entre eux et forment un second cercle duquel on voit sortir des rameaux qui, se dirigeant en arrière, vont se jeter dans les veines musculaires.

Cette disposition prouve : 1° qu'il y a des veines qui de l'iris vont se jeter dans le canal de Fontana et de là dans les veines musculaires, ainsi que l'ont démontré MM. Sappey et Denonvilliers par leurs injections ; 2° que ce n'est qu'une circulation collatérale pour l'iris, puisque, à l'état normal, cette disposition n'est pas visible, et qu'elle ne le devient que lorsqu'une cause quelconque entrave pendant quelque temps la circulation choroïdienne. On comprend, en effet, que ces vaisseaux soient dilatés et deviennent visibles, lorsqu'une accumulation de liquide dans l'œil produit une pression suffisante de dedans en dehors ; car les veines qui ordinairement livrent passage au sang de retour de l'iris, placées entre le liquide compresseur d'une part, et d'autre part la sclérotique qui résiste, sont oblitérées par la compression. Alors s'établit une circulation collatérale qui, placée en dehors de la sclérotique et protégée par elle de la pression excentrique des milieux de l'œil, prend des dimensions exagérées.

C'est donc bien à tort que Beër et son École avaient considéré ce cercle vasculaire comme un symptôme propre à l'ophthalmie arthritique, puisqu'on le rencontre dans toutes les maladies où il y a un trouble quelconque prolongé de la circulation irido-choroïdienne, comme dans le glaucome, l'iritis syphilitique, la choroïdite chronique.

La sclérotique perd à la longue sa couleur normale; entre les mailles du tissu formé par les vaisseaux sous-conjonctivaux, elle offre une teinte particulière que de Græfe appelle *cadavérique*, et qui, d'après Desmarres, est « *sale*, *plombée*, *d'abord partielle et bientôt générale*. Cette couleur est évidemment due à ce que la membrane, ayant subi une distension considérable, laisse à travers ses fibres écartées entrevoir la choroïde poussée au dehors par les liquides anormaux contenus dans le globe[1]. »

A une période plus avancée, la sclérotique présenterait, d'après quelques auteurs, entre les muscles droits, des saillies plus ou moins considérables, au niveau desquelles elle s'amincirait et livrerait passage à la choroïde, qui fait hernie.

La sclérotique joue un rôle important dans la perte de la vision, suivant qu'elle se laisse distendre, comme chez les enfants, ou qu'elle résiste, comme chez les adultes.

Lorsqu'elle cède à la pression, ainsi qu'on le voit surtout dans le glaucome aigu qui se montre chez les enfants, l'œil devient plus volumineux, la rétine est moins comprimée, et les désordres fonctionnels sont moins grands. Le contraire a lieu dans le glaucome des adultes, surtout lorsqu'il affecte la forme chronique; car alors la rétine, placée entre la sclérotique

[1] Desmarres, tom. III, pag. 731.

qui résiste et le liquide compresseur, subit forcément une pression bien plus rapidement désorganisatrice.

CORNÉE.

La cornée offre des troubles variés et importants, que j'étudierai dans leur ordre d'apparition ; ceux-ci portent sur la forme, sur l'aspect, sur la sensibilité et sur la nutrition de cette membrane. Symptomatiques d'une pression variable d'intensité, les troubles de la cornée sont également plus ou moins prononcés, et entre le moment de leur apparition et leur maximum il y a une infinité d'états intermédiaires ; ils n'existent du reste que lorsque la pression supportée par la cornée est arrivée à un certain degré. On conçoit également qu'ils n'apparaissent pas simultanément, car la pression, suffisante pour modifier la forme de la cornée, ne l'est pas pour altérer sa sensibilité et sa nutrition.

Forme. — La cornée prend deux formes différentes dans le glaucome : le plus souvent sa convexité est diminuée, elle paraît plane, ou du moins le rayon de la sphère à laquelle elle appartient s'est agrandi et est devenu égal à celui de la sphère sclérotidienne, de telle sorte que la cornée, au lieu de sa courbe primitive, nous offre celle de la sclérotique.

Dans des cas assez fréquents, la forme de la cornée n'est pas sensiblement altérée, et dans les cas les plus rares, sa convexité m'a paru augmentée; cette dernière disposition se montre lorsque l'humeur aqueuse est hypersécrétée sous l'influence d'une iritis prédominante.

Mais qu'il y ait aplatissement ou convexité, ces deux manières d'être ne témoignent que d'une réplétion exagérée ayant pour siége, dans le premier cas la partie postérieure de l'œil, et dans le second les chambres.

Aspect. — Si la cause qui a amené le changement de forme persiste et augmente, la cornée perd son brillant; elle est brunie selon de Græfe; ou mieux, d'après la comparaison de M. Desmarres[1], «elle ressemble à une glace sur laquelle on aurait soufflé légèrement. On croirait, en la regardant avec attention, qu'elle s'est recouverte à sa face concave d'une multitude de gouttelettes d'un liquide presque incolore.» Ce dernier aspect, que la cornée offre rarement au début du glaucome, à moins cependant que la maladie n'ait une marche très-rapide, peut être attribué au fendillement épithélial qui se produit sous l'influence de la distension de la cornée, ou être considéré comme un commencement de trouble de nutrition.

Sensibilité. — Un des troubles les plus importants qu'offre la cornée est certainement la perte plus ou

[1] Desmarres, tom. III, pag. 73.

moins complète de sa sensibilité. Cette anesthésie, que l'on a fréquemment l'occasion d'observer, est quelquefois assez grande pour qu'un morceau de papier, une pointe de crayon soient promenés sur la cornée sans être sentis, mais elle est rarement aussi développée; en général, les malades soumis à l'expérience précédente, en ont une sensation plus ou moins vague, bien différente de celle que l'on éprouve normalement, où le moindre contact de la cornée est si sensible.

Cette anesthésie peut cependant manquer, ou être remplacée par une exagération de la sensibilité[1]; quand elle existe, elle m'a toujours paru ne venir que bien après la dilatation et l'immobilité de l'iris.

Il est incontestable que cette perte de sensibilité est due à la compression des nerfs, qui sont si nombreux à la face antérieure de la cornée et qui, dans le long trajet qu'ils parcourent sous la sclérotique, sont soumis à une pression qui les empêche de remplir leurs fonctions; de même que lorsqu'on comprime un nerf quelconque d'une manière suffisante, le cubital par exemple, la sensibilité et la motilité se perdent, au bout d'un certain temps, dans les parties auxquelles se distribue ce nerf, et reparaissent dès que l'on cesse la compression.

Cette analogie est frappante, si nous nous rappelons ce qu'a dit le premier M. de Græfe, et ce que depuis

[1] Jaumes, pag. 23.

chacun a pu constater si facilement. « J'en ai déjà donné une preuve directe, en montrant que dès que l'humeur aqueuse s'est échappée, la sensibilité de la cornée est rétablie, pourvu que l'opération soit faite à une période suffisamment récente de la maladie[1]. »

Nutrition. — Un des plus rares symptômes qu'offre la cornée, est un arrêt de nutrition qui ne se montre que lorsque la maladie prend une marche sur-aiguë. « A une période avancée de la maladie, mais à l'état aigu, j'ai vu la cornée s'ulcérer à son centre, dans une assez grande étendue pour laisser passer tout l'iris. — Évidemment, dans ces cas, la compression des rameaux nerveux qui se rendent à la cornée en avait d'abord amené l'insensibilité, puis l'anesthésie complète, et enfin la destruction totale[2]. »

Mackenzie a vu ces perforations de la cornée s'accompagner d'issue de l'iris, d'hémorrhagies, de la sortie du cristallin ramolli et opaque.

Il est facile de se rendre compte de ces troubles de nutrition, en considérant que, bien que la cornée ne possède pas de vaisseaux, son réseau de cellules plasmatiques suffit à la circulation du liquide nutritif[3]. Or, qu'une pression trop forte s'exerce, cette circulation du liquide nutritif ne pourra plus se faire, les nerfs de la cornée

[1] De Græfe; De l'iridect. dans le glaucome.

[2] Desmarres, tom. III, pag. 731.

[3] Morel; Histolog. hum.

seront paralysés, et la pression déterminera un arrêt de nutrition, des ulcérations et une perforation du centre de la cornée, ce que prouvent en effet par leurs observations les auteurs que je viens de citer.

CHAMBRES.

Chambre antérieure. — Rarement cette chambre conserve ses dimensions normales, je l'ai presque toujours vue ou diminuée ou augmentée d'une manière sensible, dans le glaucome aigu. Dans le premier cas, elle disparaît plus ou moins, et à sa place on trouve l'iris, qui bombe en avant et vient parfois s'accoler à la cornée. Dans le second cas, l'iris reste à sa position normale ou paraît refoulé en arrière; alors la chambre antérieure est d'autant plus augmentée que l'iris est plus reculé.

Dans ces deux circonstances, l'humeur aqueuse varie également de quantité; moins abondante lorsque la chambre est presque effacée, que le cristallin bombe en avant, elle est au contraire plus abondante lorsque cette chambre est agrandie.

Lorsqu'il y a augmentation dans les dimensions de la chambre antérieure, l'iris présente généralement des altérations dans sa couleur, un épaississement visible, qui montrent qu'il est en proie à une inflammation, cause de l'hypersécrétion de l'humeur aqueuse.— On peut facilement constater les phénomènes précédents, en comparant l'œil malade à l'autre, lorsque ce dernier est sain, ou en le regardant de profil, ainsi que le conseille M. Follin.

L'humeur aqueuse, que nous venons de voir offrir des changements dans sa quantité, peut également en présenter dans sa qualité ; conservant parfois sa limpidité, elle devient souvent trouble, verdâtre, et par ce changement de couleur donne un symptôme important pour le diagnostic. Mais à côté des cas où l'humeur aqueuse offre ces changements de quantité et de qualité, il n'est pas rare d'en observer d'autres où elle reste dans les conditions normales.

IRIS.

L'iris est le siége de nombreuses altérations dans le glaucome, où il prend si souvent un rôle actif. Toutefois, sa participation à la production des symptômes glaucomateux a été l'objet de nombreuses contestations ; ainsi, tandis que, d'après quelques auteurs, M Desmarres en particulier, « on n'observerait pas dans le glaucome d'iritis proprement dite [1] », d'autres admettent, avec de Græfe, « que l'iris, quoique à des degrés très-variés, devient toujours affecté d'inflammation dans le glaucome. Quelques personnes n'admettent cette iritis que lorsqu'il y a des synéchies postérieures ; mais

[1] Desmarres, tom. III, pag. 732.

dans des cas que j'ai vus, quoiqu'il n'y eût pas de synéchies, l'inflammation fut toujours prouvée par l'examen de la portion de l'iris excisée ; celle-ci fut constamment trouvée raide et infiltrée[1]. »

Cette contradiction entre ces deux auteurs s'explique facilement en remarquant qu'il est des cas où, malgré l'opinion de l'ophthalmologiste allemand, l'iritis est peu visible, et qu'il en est d'autres au contraire où la quantité d'humeur aqueuse, où la raideur et la couleur de l'iris, prouvent évidemment son inflammation. Entre ces deux extrêmes existe une série d'états intermédiaires qui donnent à l'iris un aspect variable.

L'iris présente fréquemment un changement de couleur d'autant plus visible que sa teinte normale est plus foncée ; sa couleur est moins brillante, plus terne, de telle sorte que cette membrane paraît bourbeuse (Græfe), macérée au début, et devient grisâtre, plombée ou d'un gris ardoisé, ce qu'on peut attribuer surtout à une dépigmentation postérieure. Cette décoloration se présente sous la forme de taches circulaires, et, partielle au début, elle tend à devenir générale. A côté de ces altérations quelquefois peu prononcées et d'une appréciation toujours assez difficile quand les deux iris sont enflammés, nous trouvons un autre trouble bien plus fréquent, qui a pu servir de moyen de défense à ceux

[1] De Græfe ; De l'iridect. dans le glaucome.

qui niaient l'existence d'une iritis. Le symptôme le plus fréquent de l'iritis aiguë est en effet le resserrement de la pupille; or, dans le glaucome, au contraire, nous trouvons presque toujours une dilatation de la pupille, qui peut être telle que l'iris paraît complètement effacé et affecte la forme d'un liseré linéaire.

Pour que l'iris enflammé puisse se contracter, il faut qu'indépendamment de la congestion sanguine qui contribue au resserrement de la pupille, les nerfs puissent exercer leur influence sur les fibres de l'iris, ce qui n'a pas lieu dans le glaucome, puisque, ainsi que cela est démontré, la pression à laquelle ils sont soumis les empêche de remplir leurs fonctions. La dilatation de la pupille n'est donc pas une raison suffisante pour nier l'existence de l'iritis. — La paralysie de l'iris n'est que le résultat d'une compression exagérée, puisque, lorsqu'on fait, pendant la première période du glaucome, une ponction évacuatrice de l'humeur aqueuse, l'iris reprend immédiatement sa contractilité.

S'il n'est pas assez démontré, par l'expérience précédente, que la seule cause de la paralysie de l'iris est la compression des nerfs ciliaires, je ferai remarquer que si la dilatation de la pupille tenait à la perte de la vue dans cet œil, cette membrane devrait se contracter, lorsqu'on expose subitement devant l'autre œil une lumière éclatante, ou lorsque, après avoir fermé les paupières des deux yeux, on les ouvre brusquement dans un milieu très-éclairé. — Or ceci n'a pas lieu, et quelle que soit l'intensité de la flamme, la pupille reste dilatée. Du reste, la contre-épreuve vient trop souvent établir d'une manière définitive cette manière de voir ; car après une simple ponction faite à un œil glaucomateux, l'humeur aqueuse est bientôt remplacée, et avec la nouvelle hypersécrétion reparaissent la dilatation et l'immobilité de l'iris.

Ces phénomènes, sur lesquels je ne saurais trop insister, me permettront de combattre plus tard les théories de MM. Cusco et Hancock.

CHAMP PUPILLAIRE.

Indépendamment des changements que nous venons d'étudier dans l'étendue du champ pupillaire, il en existe encore un dans sa couleur, changement auquel les anciens avaient attribué une trop grande importance, puisqu'il leur avait suffi pour donner un nom à la maladie. Ce trouble peut manquer dans certains cas, ou être si léger qu'on ne l'aperçoit qu'avec difficulté, de telle sorte que l'erreur des anciens était de croire à son existence constante, et d'avoir rejeté du cadre glaucomateux les cas où il n'existait pas. — Quoi qu'il en soit, « au lieu d'être noir comme il l'est normalement, le champ pupillaire offre souvent une teinte différente qui ressemble à une fumée grisâtre et donne au fond de l'œil un aspect tout particulier » (Desmarres).

D'autres fois la coloration est encore plus modifiée, elle est bleu de mer ou vert de bouteille.

Les théories n'ont pas manqué pour expliquer ce changement de couleur; aussi voyons-nous Mackenzie l'attribuer à une coloration jaunâtre de l'humeur vitrée et surtout du cristallin, qui, décomposant les rayons de la lumière, ne laissent pénétrer dans le fond de l'œil que les rayons bleus, jaunes et verts, qui lui donnent sa couleur particulière.— Wardrop et Middlemore attribuent la teinte glaucomateuse : le premier à la couleur verte du corps vitré, le second au corps vitré et à la membrane hyaloïde.—Pour de Græfe, «le trouble de l'humeur aqueuse, le terne de la surface postérieure de la cornée et la teinte jaune du cristallin (suivant l'âge du malade), sont les principales causes de la couleur glaucomateuse[1]. » Cet auteur admet encore que « cette teinte est également due à une altération du corps vitré dont l'opacité n'est pas uniforme ; aussi la partie inférieure du corps vitré étant généralement la plus trouble, c'est la partie supérieure de la rétine qu'on peut examiner le plus facilement[2]. »

Schrœder van der Kolk ayant constaté dans le glaucome l'existence d'une choroïdite avec épanchement albumineux jaunâtre entre la choroïde et la rétine, attribuait à cet épanchement la coloration du glaucome.

[1] De Græfe; De l'iridect. dans le glaucome.

[2] De Græfe, *loc. cit.*

Telle est également l'explication que donne Arlt de cette teinte.

Une dernière opinion, qui me paraît la plus vraie, est celle de M. Sichel, qui attribue cette couleur particulière à « un changement de couleur de la face interne de la choroïde, qui devient violacée quand elle est désorganisée par l'inflammation et bleuâtre pendant la congestion veineuse[1]. » Ce changement de couleur de la choroïde, joint à la teinte ambrée du cristallin, serait, pour cet auteur, la raison de la teinte verdâtre du champ pupillaire.

J'ai vu des cas[2] où la teinte glaucomateuse était très-prononcée, et comme les malades étaient jeunes, on ne pouvait attribuer cette coloration au cristallin, d'autant plus que dans un de ces cas, après une première attaque de glaucome, qui avait amené tous les troubles glaucomateux, le changement de couleur notamment, tous ces signes disparurent presque subitement, et l'œil reprit sa couleur habituelle; ce qui n'aurait pu se faire si la teinte bleuâtre était due exclusivement au cristallin et aux milieux de l'œil.

Sans nier absolument l'influence que peut exercer la teinte ambrée du cristallin, quand elle existe, je crois donc que c'est au changement de couleur de la choroïde vue à travers la couche plus épaisse et plus

[1] Sichel; *Ann. ocul.*, tom. V.

[2] Voir observat. III.

liquide des milieux de l'œil, dont la coloration peut être ou non modifiée, que l'on doit attribuer principalement la teinte glaucomateuse de la pupille.

Un dernier trouble que peut nous offrir la pupille, est une irrégularité qui est due à des adhérences qui relient l'iris au cristallin; ces synéchies, fréquentes d'après de Græfe, donnent au champ pupillaire, quand elles existent, un aspect inégal, déchiqueté.

CRISTALLIN.

L'altération du cristallin est rare dans le glaucome aigu, ainsi qu'on le voit chez les sujets jeunes; ce n'est pas cependant qu'il n'ait été trouvé parfois opaque, verdâtre, ou plutôt jaune ambré, au début de la maladie; mais cet aspect n'ayant guère été rencontré que sur des cristallins appartenant à des sujets âgés, dans ces conditions on ne pouvait attribuer à la maladie l'aspect de la lentille, puisque telle est sa teinte normale chez presque tous les vieillards.

Dans le glaucome chronique, il est fréquent au contraire de rencontrer le cristallin cataracté, ce qui n'est qu'une conséquence des lésions que l'on rencontre alors dans la choroïde, ainsi que l'ont suffisamment démontré MM. Cusco, Dubarry, Jæger. Cette cataracte, quand elle existe, n'offre pas de caractères qui lui soient particuliers; tantôt molle et blanche, tantôt dure et verdâtre, elle ne se montre qu'assez longtemps après le début du glaucome ; mais, bien qu'elle soit commune, je ne sais cependant si M. Desmarres n'en a pas exagéré la fréquence en disant « qu'il ne croit pas avoir vu un seul œil qui n'ait été cataracté après deux ou trois années » (tom. III, pag. 733) ; car dans la plupart des cas de glaucome chronique que j'ai vus, la cataracte n'existait pas, quoique la maladie durât depuis longtemps.

Quoi qu'il en soit, cette cataracte ne doit pas être opérée ; car indépendamment des accidents auxquels on pourait s'exposer pendant l'opération, tels que l'issue de l'humeur vitrée ramollie, les hémorrhagies, etc., cette opération ne pourrait rendre la vue au malade, puisqu'on ne s'adresserait qu'à une lésion symptomatique, dont la tardive apparition a permis à la rétine, ainsi qu'à la choroïde, d'être plus ou moins désorganisées ; on devrait d'ailleurs s'éclairer, préalablement à l'opération, sur l'état de la rétine, au moyen des phosphènes.

Le cristallin peut être projeté en avant, ainsi qu'on le voit dans les cas où la choroïdite, étant plus prononcée que l'iritis, amène dans le corps vitré une augmentation de volume, qui pousse le cristallin contre l'iris et le fait proéminer dans l'espace occupé auparavant par la chambre antérieure.

Symptômes ophthalmoscopiques.

CORPS VITRÉ.

Le corps vitré peut présenter des altérations dans sa couleur et dans son volume. Mais incontestablement les auteurs qui avaient fait du glaucome une maladie du corps vitré, étaient tombés dans une singulière exagération, ce dont on se convaincra facilement en se rappelant que l'un d'eux, Delarue, voulait voir dans cette maladie « un état variqueux des vaisseaux *imperceptibles* du corps vitré[1]. »

L'exagération de cette opinion est d'autant plus sensible que nous voyons les troubles de l'humeur vitrée niés par d'autres, M. Sichel particulièrement, qui prétend que presque toujours le corps vitré est sain et n'offre pas de teinte anormale. (*Annal. ocul.*, tom. V.)

Pour M. de Græfe, « le principal argument en faveur de la choroïdite est le trouble du corps vitré, dont l'existence est prouvée d'une manière certaine par l'examen ophthalmoscopique fait immédiatement après l'évacuation de l'humeur aqueuse. Alors, quoique l'iris paraisse parfaitement clair et que la teinte glaucomateuse de la pupille ait disparu, il reste constamment

[1] Delarue; Cours complet des maladies des yeux, pag. 333.

un nuage qui rend les détails du fond de l'œil difficiles à distinguer. Cette opacité n'est pas uniforme ; elle est plus prononcée dans la partie inférieure du corps vitré... Ceci s'explique facilement quand on admet que la nutrition de ce corps lui vient de la choroïde [1].»

Brisseau avait trouvé deux fois l'humeur vitrée colorée en vert. — Rosas l'aurait rencontrée quatre fois jaune rougeâtre. — Mackenzie admet qu'elle peut devenir jaunâtre et contribuer à la couleur glaucomateuse. — Enfin, dans deux cas où il y avait trouble de nutrition de la choroïde, le corps vitré fut trouvé par Guérineau ramolli et augmenté de volume.

Il résulte de ces citations que le corps vitré offre quelquefois une réelle altération; que cette altération peut manquer, sans que le glaucome n'en existe pas moins, et que par conséquent son trouble n'est qu'un phénomène secondaire dans l'histoire de cette maladie.

Le ramollissement de ce corps, quand il existe, jouirait d'une certaine influence sur les troubles visuels. C'est ainsi qu'Andréa le reconnaît pour cause de la presbytie. «Parfois on observe dans la première période de la maladie une presbytie très-marquée, à cause de la diminution de la force réfringente du corps vitré [2].»

[1] De Græfe; Irid. dans le glaucome aigu.

[2] Andréa; Précis d'ophth. spéc., pag. 516. Magdebourg, 1837; cité par Sichel.

Il est probable que, dans les cas où ce corps est rougeâtre ou jaune, ce n'est le plus souvent qu'à la suite d'un petit épanchement sanguin qui lui donne une teinte variable, selon son abondance, son ancienneté. La partie du corps vitré qui paraît la plus obscure est la partie inférieure; mais si le malade meut rapidement son œil, la teinte devient uniformément trouble pour un instant, après quoi la partie non résorbée de l'épanchement regagne la partie inférieure de l'œil.

RÉTINE.

Bien que consécutifs à d'autres altérations, les troubles offerts par la rétine sont assez importants pour occuper le premier rang dans la description des symptômes du glaucome. Qu'importerait, en effet, qu'il y ait ou non congestion de la choroïde, avec hypersécrétion, si la rétine ne s'en ressentait pas et continuait de remplir ses fonctions? Aussi avons-nous vu de nombreux auteurs qui, ne se guidant que sur l'importance des troubles fonctionnels, avaient fait du glaucome une maladie de la rétine.

Les symptômes qui sont offerts par la pupille sont les plus nombreux et ceux dont l'apparition est la plus rapide. Vient ensuite l'atrophie du reste de la rétine.

L'atrophie rétinienne s'observe surtout dans le glaucome chronique. Bader cite l'observation de trois cas dans lesquels il avait trouvé « une atrophie ou transformation des couches internes de la rétine en substance grise amorphe, une distension des capillaires rétiniens et des ecchymoses siégeant sur la face interne de cette membrane [1].»

Cette atrophie de la rétine coïncide avec la disparition des vaisseaux, qui peuvent subir, ainsi que la rétine elle-même, une dégénérescence graisseuse, caractérisée par des taches blanc jaunâtre, d'un brillant particulier. Mais avant la disparition des vaisseaux, on constate sur la face interne de la rétine de petites ecchymoses, qui d'après de Græfe ne s'observeraient le plus souvent que consécutivement à l'iridectomie.

PAPILLE.

La papille présente des changements dans sa forme, dans son aspect, dans la couleur de ses vaisseaux, enfin dans les pulsations spontanées dont ils sont le siége.

Forme. — D'après M. Coccius, la papille présenterait un élargissement dans son axe transversal. Je ne puis que mentionner ce changement, que je n'ai pas eu l'occasion d'observer, et qui, s'il existe, doit être peu fréquent.

La *concavité* de la papille fut constatée pour la pre-

[1] Bader; *Oph. hosp. reports*, n° 2, pag. 74, 88; cité par de Græfe.

mière fois par Jæger, mais mal interprétée par cet observateur, qui croyait à une saillie antérieure. Ce changement de forme de la papille fut bientôt reconnu n'être, au contraire, qu'une excavation, par de Græfe, dont l'attention avait été éveillée par la même observation que Weber faisait pour un staphylome postérieur chez un lapin [1].

Ce que la théorie aurait dû prévoir fut bientôt prouvé par l'autopsie, et Müller put observer une excavation de la papille d'un millimètre environ, autour de laquelle la rétine s'élevait à pic [2]. Ce fait, acquis à la science, s'explique facilement. En effet, la papille n'est-elle pas anatomiquement le point le moins résistant de la coque oculaire, puisqu'à son niveau la sclérotique est interrompue? et s'il en est ainsi, l'excavation de la papille ne doit-elle pas être le premier phénomène ou tout au moins un des premiers signes que l'on constatera, alors qu'une pression, encore insuffisante pour produire les troubles qui apparaissent plus tard dans la cornée, la sclérotique et l'iris, s'exerce sur la rétine?

Ainsi me paraissent s'expliquer ces cas dans lesquels, d'après de Græfe, cette concavité préexisterait aux autres symptômes, et qui demeureraient inexplicables.

Nous venons de voir que, dans le glaucome chro-

[1] Cité par de Græfe; Irid. dans le glauc.
[2] Follin; Leçons, pag. 106.

nique, la pression ne s'exerçant que lentement, l'excavation de la pupille est un des premiers troubles que l'on observe dans l'œil; mais nous ne devons pas oublier que, dans ces cas, quoique apparaissant de bonne heure, cette excavation n'est qu'un symptôme consécutif, car elle dépend d'une pression, ce qui est prouvé par l'observation des faits où cette concavité papillaire disparaît après une ponction faite au début de la maladie.

Aussi c'est bien à tort, ainsi que le dit de Græfe, « que cette concavité fut prise par quelques auteurs comme existant toujours antérieurement à tous les autres symptômes du glaucome; car l'observation ophthalmoscopique prouva bientôt que, dans le glaucome aigu, la concavité de la papille n'existait pas après les premières attaques inflammatoires, mais se montrait graduellement en même temps que les autres symptômes d'augmentation de pression [1]. »

D'après M. Cusco, cette concavité papillaire serait produite par une altération de la sclérotique. « Par suite de cette augmentation d'épaisseur, la sclérotique, qui forme un anneau complet autour du nerf optique à son point d'émergence, vient peu à peu faire relief au-dessus de la substance nerveuse, sur la circonférence de laquelle elle semble même empiéter quelquefois..... C'est son épaississement qui amène la défor-

[1] De Græfe; Irid. dans le glauc.

mation papillaire en forme de cupule, que l'on trouve dans le glaucome[1]. » Je discuterai plus loin cette opinion, qui ne me paraît pas suffisamment prouvée.

En résumé, dans le glaucome chronique, où une pression lente s'exerce dès le début, l'excavation de la papille apparaît avant les troubles de la cornée, de l'iris, etc ; tandis que dans le glaucome aigu, où cette pression atteint dès le début une grande intensité, l'excavation ne se montre qu'en même temps que les autres symptômes de pression. Donc, évidemment, on ne peut pas l'attribuer à une maladie primitive du nerf optique et de la rétine.

La couleur de la papille est quelquefois altérée : elle paraît alors bleue, ardoisée ; d'autres fois elle est jaunâtre, mais la couleur bleue est de beaucoup la plus fréquente ; elle affecte en général la forme d'un cercle qui entoure le point central de la rétine, lequel paraît d'autant plus blanc que le cercle périphérique est plus foncé.

Vaisseaux. — Lorsque l'excavation de la papille existe, on voit les vaisseaux arrivés au bord de cette dépression s'enfoncer brusquement et disparaître un moment, pour redevenir visibles à leur point d'émergence. Cette disposition leur donne l'apparence qu'ils auraient s'ils étaient rompus au niveau de la circon-

[1] Pamard ; Du glaucome, pag. 41.

férence papillaire. Cette courbure n'est pas toujours aussi développée, et alors les vaisseaux semblent décrire une courbe dont la convexité plus ou moins prononcée paraît antérieure. Ce dernier aspect est de beaucoup le plus fréquent dans le glaucome chronique.

Dans l'œil glaucomateux de Müller, « les branches des vaisseaux centraux de la rétine rampaient accolés aux parois abruptes de la concavité, jusqu'à ce qu'ils eussent atteint le bord de la choroïde, où la rétine en dehors des vaisseaux était formée d'une certaine quantité de substance fibreuse. » (Follin, *loc. cit.*)

Dans certains cas [1], les veines ne paraissent pas arriver jusqu'au centre de la papille, mais s'arrêter à ses bords et disparaître dans son épaisseur, bien avant les artères ; de telle sorte qu'on ne peut trouver leur point d'émergence, tandis que l'angle de division des artères s'observe facilement au centre de la papille. Cette disposition s'explique par les considérations anatomiques suivantes, que j'emprunte à la thèse de M. Métaxas :

«La veine centrale de la rétine suit la même direction que l'artère, mais elle ne se divise pas sur la périphérie de la papille. Sa division a lieu dans la profondeur même du nerf optique, assez loin de l'extrémité antérieure de ce nerf. De cette disposition il

[1] Observ. 1, 2.

résulte que *l'angle formé par la division de l'artère est plus obtus que l'angle de division de la veine* [1].»

Battements spontanés des artères.—Ils furent observés par Jæger, puis par de Græfe, qui en donna d'abord une explication dont il ne tarda pas à revenir. D'après lui, ces battements auraient été dus à une dégénérescence graisseuse des artères, qui auraient été oblitérées, et contre l'oblitération desquelles le flot sanguin venait battre, comme on le voit dans une artère liée.

Les battements qu'on rencontre facilement à l'état normal dans les veines de la papille, surtout chez les personnes qui viennent de faire une course rapide, s'observent souvent sur les artères, surtout dans le glaucome aigu. Ces pulsations sont dues à la compression, ainsi que le prouvent deux séries d'expériences dont je vais invoquer le témoignage.

Une compression faite avec le doigt sur le globe oculaire ne tarde pas à amener une diminution de volume des veines et l'apparition des battements spontanés dans les artères. Lorsque cette compression cesse, on voit une dilatation très-marquée des veines succéder à la diminution momentanée de leur calibre, et le battement artériel cesser immédiatement.

Le même phénomène apparaît lorsqu'une cause

[1] Métaxas; De l'expl. de la rétine, pag. 28.

quelconque attire un afflux de sang trop considérable vers l'extrémité céphalique, ou active la circulation d'une manière notable.

Lorsqu'après avoir constaté les battements artériels dans un œil glaucomateux, on fait une ponction qui évacue une partie de l'humeur aqueuse, et par conséquent affaiblit la pression intra-oculaire, on voit ces pulsations disparaître subitement, pour reparaître lorsque le retour de la surabondance des liquides oculaires a ramené l'exagération de pression (Græfe).

En résumé, excavation de la papille, battements spontanés des vaisseaux, atrophie rétinienne : tels sont les symptômes offerts par la rétine. Tous dépendent d'une pression, puisqu'ils apparaissent avec elle, et disparaissent, si elle cesse suffisamment de bonne heure.

CHOROÏDE.

Constantes dans le glaucome chronique, les lésions de la choroïde peuvent manquer dans le glaucome aigu; du reste, on peut difficilement les observer dans cette forme, à cause de la difficulté qu'apporte souvent le changement de couleur des milieux pour l'examen des parties profondes de l'œil. Mais dans les cas où ce trouble était léger ou n'existait pas, la choroïde m'a paru rouge, violacée, plus foncée que normalement. Les vaisseaux, lorsqu'on peut les apercevoir, sont distendus, engorgés, et cet état semble plus prononcé dans certains moments que dans d'autres, ainsi que le remarque de Græfe. A côté de ce changement de couleur, dû à un engorgement de la couche vasculaire, on trouve souvent, après une ou deux attaques de glaucome aigu, des altérations de la couche pigmentaire. Ainsi, chez certains malades[1] où le pigment était accumulé en certains points, et autour de ces taches noirâtres, il y avait une dépigmentation presque complète, qui permettait de voir les vaisseaux choroïdiens.

Enfin, lorsque la maladie dure depuis un certain temps, la choroïde subit un amincissement notable et ne tarde pas à adhérer à la sclérotique.

Mais à mesure que la dilatation des vaisseaux augmente, on voit survenir des exsudats jaunâtres et des ecchymoses, surtout dans la région équatoriale, suites de la rupture de petits vaisseaux d'après les uns, d'extravasation sanguine d'après les autres.

« Ces ecchymoses, que je n'avais autrefois observées que dans les cas chroniques, ont pu être rencontrées dans les cas aigus, depuis que l'iridectomie a rendu possible un examen fait de bonne heure. Elles me paraissent disparaître plus promptement que celles de la rétine, elles existent avant l'opération, et n'apparaissent pas consécutivement, comme le font la plupart des ecchymoses rétiniennes[2]. »

[1] Voir observ. 1, 4, 5, 6.

[2] De Græfe; Irid. glauc.

Nous avons vu que les lésions choroïdiennes ont été observées également par Schrœder van der Kolk, par Arlt, par Sichel. Mais il est des cas aigus où la choroïde ne paraît offrir aucune altération : c'est pour ces cas que de Græfe admet l'existence d'une irido-choroïdite séreuse, analogue aux secrétions séreuses qui se font à la surface des synoviales et des membranes séreuses sans qu'on y trouve de lésions. Cette opinion, reproduite par M. Follin, reçoit un appui de l'observation qu'a faite Junge de cas d'iritis séreuse, où la portion d'iris excisée n'offrait aucune lésion, bien que l'hypersécrétion de la sérosité ne puisse être attribuée qu'à l'iris[1].

Une remarque qui expliquera l'absence de lésions dans ces cas, est la rapidité de l'apparition des symptômes du glaucome et de leur disparition ; rapidité qui est telle que de Græfe les a vus apparaître et disparaître plusieurs fois dans un jour. Bien évidemment dans ces cas il n'y avait qu'une simple congestion choroïdienne momentanée et incapable de déterminer des lésions visibles. En résumé, troubles primitifs de circulation amenant la distension des vaisseaux choroïdiens, puis de petites hémorrhagies, des exsudats plastiques; enfin, soit à la suite de la pression supportée par cette membrane, soit à cause du travail pathologique dont elle est le siége, la choroïde s'amincit, de-

[1] Junge, cité par de Græfe; Irid.

vient adhérente à la sclérotique, dont l'épaisseur est également diminuée.

Symptômes physiologiques.

Comparés aux précédents, ces symptômes ont moins d'importance au point de vue de la nature du glaucome; ils consistent dans des névralgies et des troubles de la vision.

Douleurs. — Ces douleurs manquent rarement au début du glaucome; variables d'intensité, elles varient également dans leur apparition, qui, bien que hâtive dans le glaucome aigu, peut cependant être tardive, comme dans la forme chronique. Régulières ou irrégulières, elles peuvent apparaître à plusieurs jours de distance et même à plusieurs mois; mais toutes les fois qu'elles se présentent, elles semblent coïncider avec une hypersécrétion dans les milieux oculaires.

Leur intensité peut être telle, que l'on a vu des malades qui demandaient l'ablation de leur œil souffrant; mais rarement elles prennent une telle intensité, et elles peuvent même, ainsi qu'on le voit dans certains cas de glaucome chronique, être vagues et disparaître après une courte durée.

Ces douleurs, le plus souvent lancinantes, s'irradient sur le trajet des nerfs de la cinquième paire, surtout le long du nerf frontal sourcilier; on les rencontre également dans les tempes, sur le nez, jusqu'à l'extrémité des os propres (de Græfe), et même jusque dans la mâchoire inférieure. L'œil n'est pas indolore, il paraît lourd, tendu; le malade ne le meut qu'avec difficulté.

Une preuve convaincante que ces douleurs tiennent à la distension de la sclérotique et à la compression des nerfs ciliaires, est leur disparition à la suite d'une ponction ou de l'iridectomie, et leur réapparition lorsque revient une nouvelle attaque glaucomateuse avec tension de la sclérotique.

Vision. — Les troubles que présente la vision diffèrent aussi selon que le glaucome suit une marche brusque ou chronique.

Dans le glaucome aigu, pendant la période des symptômes précurseurs, le malade voit autour de la lumière une irisation particulière, qui pour de Græfe serait un signe important; puis arrivent les poussées glaucomateuses, quelquefois la vue est complètement perdue dès la première attaque. Généralement la vue revient, quelquefois complètement, le plus souvent incomplètement; puis chaque poussée glaucomateuse s'accompagne d'une nouvelle diminution de la vue, et cela jusqu'à une cécité plus ou moins complète.

Dans le glaucome chronique, la diminution de la vue est plus lente; le malade au début peut observer l'irisation, mais le phénomène le plus constant est une presbyopie de plus en plus grande ; cette presbyopie trouve une explication, soit dans l'aplatissement de la cornée qui amène une diminution du diamètre antéro-postérieur de l'œil, soit dans une diminution de la réfringence des milieux oculaires et surtout du corps vitré, que nous avons vue invoquée par Andréa.

Dans le glaucome aigu, alors que chaque poussée glaucomateuse amène une pression rétinienne par l'hypersécrétion séreuse, le malade voit des phantasmes, des phosphènes spontanés, qui ne se montrent plus à une période plus avancée de la maladie ; mais alors, bien que la vision soit presque nulle, on peut, quand la cécité est venue rapidement, déterminer facilement l'apparition de ces phosphènes au moyen d'une légère pression digitale, ce qui n'a lieu que bien plus rarement à une période avancée de glaucome chronique ; car alors, la marche lente de cette forme a permis à la compression d'amener des altérations plus ou moins profondes de la rétine, de telle sorte que dans le glaucome aigu, la perte de la vision paraît souvent tenir à une paralysie rétinienne, suite d'une pression exagérée ; tandis que dans le glaucome chronique, elle est due à une désorganisation de la rétine.

MARCHE ET TERMINAISONS.

MARCHE.

Le glaucome affecte deux formes principales: sa marche est aiguë ou chronique. Ces deux formes ne sont pas cependant distinctes dans toute leur durée: ainsi le glaucome aigu aboutit presque inévitablement, après des attaques plus ou moins répétées, à la forme chronique; tandis qu'au contraire le glaucome chronique, après une durée plus ou moins prolongée, peut revêtir subitement le caractère aigu.

Dans le *glaucome aigu*, il y a un état précurseur qu'on ne voit guère manquer que vingt cinq ou trente fois sur cent [1].

Le malade est pris d'abord de légers troubles dans la vue, et voit une irisation autour de la lumière; puis apparaît une presbyopie qui quelquefois croît assez rapidement, tandis que d'autres fois elle est à peine sensible. A ce moment, il éprouve une sensation de tension et de douleur vague dans le globe oculaire, qui est lourd, difficile à mouvoir; il y a un commencement de paralysie de l'iris; enfin éclatent de violentes douleurs qui s'irradient dans le front, la racine du nez, les tempes, qui se montrent le soir ou après une nuit

[1] De Græfe; Irid. dans le glaucome aigu.

d'insomnie, et qui peuvent avoir dès le début une intensité véritablement extraordinaire. Cependant, bien que ces douleurs aient rarement une telle violence, il est encore plus rare de les voir manquer complètement au début du glaucome aigu.

Leur durée est variable : parfois elles apparaissent soudainement, durent quelques heures et disparaissent avec la même rapidité ; d'autres fois elles durent plus longtemps, une nuit, plusieurs jours et même plusieurs semaines (Græfe), puis cessent pour revenir à des distances tantôt régulières, tantôt irrégulières, variables de quelques jours à plusieurs années (Græfe).

Quelquefois la vue est perdue dès la première attaque, mais il est plus fréquent d'observer sa diminution progressive après chacune de ces attaques. Si ces poussées glaucomateuses se reproduisent coup sur coup, on doit s'attendre à voir prochainement apparaître tous les symptômes du glaucome, qui se feront bien plus attendre lorsque, au contraire, la marche des premières attaques est plus lente, lorsqu'un intervalle d'un ou de plusieurs mois sépare chacune d'elles.

Nous avons dit que parfois la vue était perdue dès la première attaque, alors apparaissent d'emblée tous les symptômes du glaucome : c'est dans ces cas qu'il ressort clairement que l'excavation de la papille n'est qu'un phénomène consécutif ; car, bien que la vue soit plus ou moins compromise, cette excavation peut ne se montrer qu'après la deuxième ou la troisième atta-

5

que, alors que cette membrane a subi une compression suffisamment prolongée.

Quand tous les symptômes n'apparaissent pas dès le début, chaque attaque laisse après elle une atteinte de plus en plus profonde de la vue; les symptômes, moins prononcés dans les intervalles qui séparent les poussées que pendant la durée de ces dernières, vont cependant en progressant, et, après une période d'invasion dont la longueur peut varier à l'infini, atteignent leur maximum; alors le glaucome est établi, la vue est plus ou moins compromise.

Quelquefois la marche du glaucome est encore plus insidieuse, plus irrégulière : ainsi, on voit tous les phénomènes glaucomateux se montrer dans un œil, la vue se perdre de ce côté; puis tout à coup la maladie passer à l'autre œil, et si elle n'a duré que peu de temps dans le premier œil, celui-ci peut recouvrer l'exercice de la vue[1].

A cette période, les membranes de l'œil, telles que la sclérotique, la rétine, ne présentent pas de lésions bien marquées; quant à la choroïde, elle est le siége d'une congestion que prouvent sa teinte foncée, le développement de ses vaisseaux, les ecchymoses qu'on trouve surtout à la région équatoriale; et même la facilité avec laquelle se résorbent ces épanchements

[1] Observ. 3.

sanguins, est une nouvelle preuve de l'exagération de de sa circulation (Græfe).

Lorsque le glaucome aigu est établi depuis un certain temps, ou qu'il a débuté avec une grande violence, l'œil prend un aspect type: il paraît projeté en avant; la cornée est aplatie; l'iris paraît raide et infiltré, il est dilaté et immobile; les milieux de l'œil offrent une teinte bleu-verdâtre: la vue est plus ou moins compromise.

Comme on le voit, la durée de la période d'invasion du glaucome aigu est très-variable, puisqu'une seule attaque glaucomateuse peut suffire pour déterminer l'apparition de tous les symptômes, tandis que dans d'autres cas il faut plusieurs poussées qui peuvent apparaître à plusieurs mois de distance, pour amener ces mêmes symptômes.

Glaucome chronique. — Dans cette forme, nous ne trouverons plus les symptômes de congestion inflammatoire aussi prononcés que dans la forme précédente. Les attaques glaucomateuses, irrégulières au début, prennent une durée de plus en plus grande, de telle sorte qu'elles tendent à devenir continuelles; mais jamais elles n'offrent une violence pareille à celles du glaucome aigu. Les douleurs sont sourdes et presque continuelles, elles se montrent surtout sur le trajet du nerf frontal, du nerf sourcilier, et ne deviennent vives que lorsque la maladie passe à l'état aigu, ou que la distension de l'œil est trop grande. Ces phénomènes sont accompagnés d'une presbytie progressive dont nous nous sommes déjà expliqué la production.

La marche du glaucome chronique diffère de celle du glaucome aigu, essentiellement au point de vue de l'ordre d'apparition des symptômes; car tandis que nous avons vu les symptômes visibles à l'œil nu atteindre dès le début leur maximum et les troubles profonds ne venir que consécutivement, dans la forme chronique nous voyons les lésions de la choroïde, de la rétine, toujours précéder celles de l'iris, de la cornée et du globe. Dans cette forme, l'excavation de la papille, la courbure de ses vaisseaux sont les premiers phénomènes ophthalmoscopiques qu'on observe, ainsi que les lésions de la choroïde, qui sont bien plus prononcées que dans la forme aiguë, car on trouve toujours un trouble de nutrition portant sur la couche pigmentaire, amenant des exsudats choroïdiens, se compliquant souvent de cataracte glaucomateuse, et aboutissant à l'atrophie de toutes les membranes oculaires.

La forme chronique ne reste pas toujours telle; elle peut, après avoir duré plus ou moins longtemps, passer sans causes appréciables à l'état aigu et en revêtir tous les caractères; de plus, on peut voir ces deux formes exister simultanément dans les deux yeux, dont l'un est le siége d'un glaucome chronique, et l'autre d'un glaucome aigu.

Une dernière différence entre ces deux formes du glaucome consiste en ce que le glaucome chronique se montre presque toujours simultanément dans les deux yeux, tandis que le glaucome aigu ne se montre le plus souvent que sur un seul œil, le gauche d'après MM. Sichel et Rosas; opinion qui me paraît vraie, puisque sur cinq cas de glaucome aigu que je rapporte plus loin, quatre fois la maladie se montra dans cet œil[1].

Comme on le voit, au point de vue de la description, ainsi qu'au point de vue des lésions, le glaucome aigu est plutôt une congestion de la choroïde qu'une choroïdite aiguë; cette congestion peut être instantanée, se reproduire plusieurs fois dans un même jour, dans une semaine; tandis que dans le glaucome chronique, il y a une altération plus profonde de la choroïde. Ce n'est plus un simple trouble de circulation, mais un ensemble de lésions qui marchent progressivement et qui, une fois qu'elles se sont montrées, ne rétrogradent plus. De telle sorte que l'on peut dire qu'entre les deux formes de glaucome, la seule différence consiste dans l'intensité de la cause (de Græfe).

TERMINAISONS.

Dans l'immense majorité des cas, le glaucome aigu, abandonné à lui-même, aboutit à la forme chronique

[1] Observ. 1, 2, 3, 6.

et à une cécité plus ou moins complète. Il est cependant un certain nombre de cas où cette maladie passe subitement d'un œil à l'autre, et où le premier recouvre l'exercice de la vision. C'est essentiellement chez les sujets jeunes que l'on observe cette terminaison, et la conservation de la vision dans cette circonstance tient à ce que la sclérotique, encore extensible, se laisse distendre; alors la rétine, moins comprimée et par conséquent moins profondément altérée, peut recouvrer ses fonctions: ce qui n'a presque jamais lieu chez les sujets âgés.

Le glaucome chronique passe parfois à l'état aigu, mais toujours la désorganisation plus ou moins complète de la rétine, de la choroïde, en est le résultat inévitable. — Dans les cas où la compression était très-forte, on a vu la nutrition de la cornée s'arrêter, cette membrane se perforer, et livrer passage aux liquides de l'œil, à des hémorrhagies assez abondantes, au cristallin épaissi et opacifié, à l'iris. Dans les cas où cette perforation n'avait pas eu lieu, on a prétendu avoir trouvé le globe de l'œil atrophié, mou (Desmarres), tandis que M. Cusco dit l'avoir trouvé très-dur et diminué de volume.

Enfin, M. Rosas a admis comme terminaison de cette maladie, la dégénérescence fongueuse de l'œil; mais, à l'exemple de M. Sichel, je ne puis que rejeter cette opinion.

ÉTIOLOGIE.

Je classerai les causes du glaucome en trois groupes : 1° causes particulières ; 2° causes générales ; 3° causes locales.

1° Causes particulières. — *Age.* — Tous les auteurs prétendent que le glaucome appartient presque exclusivement à l'âge adulte. « Les amblyopies et l'amaurose sont suivies quelquefois de glaucome, *chez les individus âgés d'au moins quarante ans*. Les enfants et les jeunes gens ne sont que rarement frappés de cette maladie, *à laquelle, au contraire, les vieillards sont très-sujets*[1]. Ainsi posée, cette opinion est très-exagérée, car le glaucome aigu se rencontre *fréquemment* chez les enfants à l'époque de la puberté[2], tandis qu'au contraire il est assez rare d'observer chez eux le glaucome chronique, qui en effet ne se montre le plus souvent que chez les adultes.

Hérédité. — D'après M. Pagenstecher[3], l'hérédité jouirait d'une certaine influence pour amener le glaucome, et comme preuve de cette assertion, cet observateur cite deux exemples : dans le premier, quatre

[1] Desmarres, tom. III, pag. 737.
[2] Observ. 1, 2, 3.
[3] Pagenstecher, cité par M. Jaumes, pag. 79, 80.

membres d'une même famille furent atteints de cette maladie; dans le second, le père et le fils en furent successivement attaqués. Sans nier absolument l'influence de l'hérédité, si puissante dans tant d'autres maladies, le nombre connu des cas où cette influence a paru s'exercer, ne me semble pas assez considérable pour prouver qu'il n'y avait pas, soit une simple coïncidence de cette maladie, soit le résultat identique des autres causes auxquelles les membres de ces familles pouvaient être exposés.

Causes générales.— L'influence de quelques-unes des causes générales admises jusqu'à ce jour, a été certainement exagérée; c'est ainsi que nous voyons le glaucome avoir été longtemps désigné en Allemagne sous le nom d'ophthalmie arthritique, parce qu'on l'attribuait à l'existence des diathèses goutteuse et rhumatismale. Cette opinion est reproduite de nos jours par M. Cusco, ainsi que nous l'avons vu. Or, rien n'est plus fréquent que d'observer le glaucome chez des enfants, chez des adultes qui n'ont jamais offert la moindre manifestation de ces diathèses. Ce n'est pas toutefois que je veuille nier la possibilité de leur influence; mais, encore une fois, combien est-il fréquent de voir le glaucome en être indépendant! — Les mouvements fluxionnaires qui précèdent l'établissement de certaines fonctions, déterminent souvent l'apparition de cette maladie, chez les garçons à l'âge de la puberté, surtout chez les filles dont la menstruation s'établit avec peine; il est également fréquent de rencontrer cette maladie lorsqu'un travail fluxionnaire, qui existait depuis longtemps, se supprime : c'est ainsi que nous voyons les femmes à l'époque de la ménopause, les hommes dont d'anciennes hémorrhoïdes cessent de fluer ou dont les fonctions génératrices tendent à cesser, être prédisposés d'une manière positive au glaucome.

Je ne sais jusqu'à quel point peuvent agir certaines causes qu'on a admises; ainsi, l'absence de soins extérieurs, de soins de propreté, avait fait admettre à Benedict[1] l'existence de cette maladie comme plus fréquente chez les juifs.

Une alimentation trop excitante, les boissons alcooliques, ont une influence qu'on ne peut nier; ainsi, j'ai pu m'assurer chez un jeune homme qui s'était plaint plusieurs fois de symptômes prodromiques identiques à ceux du glaucome, que ces phénomènes étaient beaucoup plus prononcés toutes les fois qu'il prenait des liqueurs, et surtout du café.

C'est également en déterminant une congestion céphalique trop fréquente, qu'on peut admettre comme cause de cette maladie, l'influence des préoccupations continuelles, des chagrins, des travaux intellectuels, d'une vie sédentaire, d'une pléthore sanguine trop prononcée.

[1] Benedict, cité par Sichel; Mémoire sur le glaucome.

D'une manière générale, le glaucome, quand il se montre sous l'influence des causes générales que nous venons d'étudier, revêt souvent la forme aiguë, tandis que le contraire a souvent lieu lorsqu'il est sous l'influence des causes locales.

Causes locales. — Ces causes peuvent être dans l'organe même, dans l'exagération de la fonction, enfin dans une modification de l'agent excitateur. Ainsi, on a observé que les sujets dont le système irido-choroïdien est brun foncé ou noir, sont plus disposés que les autres à être atteints du glaucome. On a également attribué une certaine influence aux travaux trop prolongés sur des objets minutieux ou à une clarté trop vive.

Nous avons vu que MM. Rosas et Sichel avaient admis que l'œil gauche était plus sujet que celui du côté opposé à être atteint de cette maladie.

On ne peut nier que le glaucome ne tienne souvent à ces causes locales et ne soit lui-même, dans ces cas, une maladie locale ; car, ainsi que le dit de Græfe : « l'effet curatif *d'un traitement local* sur les progrès glaucomateux et la durée de la guérison obtenue, peut conduire à penser que *l'affection est toute locale*, et que l'opinion qui veut que cette cause soit une affection vasculaire générale est souvent fausse [1]. »

[1] De Græfe; Irid. dans le glauc.

NATURE DU GLAUCOME.

De l'étude des symptômes du glaucome résulte ce fait incontestable, que tous les symptômes de cette maladie dépendent d'un changement de rapport entre le volume des milieux et la capacité des membranes environnantes.

1° Ou ce sont les milieux de l'œil qui ont subi une augmentation, laquelle produit une pression excentrique sur les membranes, et, dans cette hypothèse, nous avons vu qu'une lésion choroïdienne seule était capable d'amener ce trouble des milieux.

2° Ou ce sont les membranes de l'œil qui, ayant subi un mouvement de retrait, compriment les milieux qui résistent, et, dans cette hypothèse, la sclérotique seule est capable de produire cette compression.

De plus, nous avons encore vu que tous les signes offerts par la rétine ne sont que consécutifs à une pression, et que cette membrane ne joue par conséquent aucun rôle dans la production de cette pression.

Je n'ai donc pas à m'occuper ici des théories qui ont successivement localisé le glaucome dans une altération primitive des milieux de l'œil et de la rétine. Je me bornerai à discuter les opinions de MM. Desmarres, Cusco, Hancock, Tavignot, Jaumes.

Pour *M. Desmarres*, le glaucome est une maladie

générale de l'œil qu'il décrit séparément de la choroïdite.

« Les uns le regardaient comme une maladie du cristallin, les autres comme une maladie du corps vitré; il en est qui croient le voir dans la rétine, et le plus grand nombre le placent aujourd'hui dans la choroïde, la rétine et le nerf optique; mais comme il est un peu partout et, tantôt plus, tantôt moins, se trouve dans chacune de ces membranes, je ne vois rien de mieux que de le classer dans les *maladies générales du globe*, comme je l'ai fait pour l'hydrophthalmie et pour le cancer [1]. »

Il ajoute plus loin : « Il ne nous sera pas difficile de prouver que le glaucome est bien une affection *générale du globe*, dont toutes les membranes constituantes prennent, dans cette maladie, des caractères s'éloignant plus ou moins de l'état normal» (tom. III, pag. 730).

Mais n'est-il pas véritablement bien étonnant de trouver à côté d'une manière de voir si arrêtée cette contradiction inexplicable : « Le glaucome a deux formes, la chronique et l'aiguë. *La dernière ayant été décrite en grande partie à l'article choroïdite*, nous n'y reviendrons que pour compléter ce que nous avons à dire sur cette maladie» (tom. III, pag. 730).

M. Desmarres reconnaît donc qu'entre ces deux

[1] Desmarres, tom. III, pag. 729.

maladies il y a une si grande analogie, qu'en décrivant l'une on décrit l'autre. Cependant, pour cet auteur, le glaucome différerait de la choroïdite, en ce qu'il est une maladie générale de l'œil.

Mais la choroïdite, elle aussi, porte sur toutes les parties du globe oculaire. Voici, du reste, ce qu'en pense M. Desmarres : «*L'inflammation de la choroïde n'est jamais isolée et ne peut l'être.* Nous aurons donc à étudier, dans cette importante affection, l'état des autres membranes de l'œil, et *en particulier celui de la rétine, de l'iris, de la sclérotique et de la conjonctive*[1].» Comme on le voit, le glaucome ne peut pas être une maladie plus générale que la choroïdite, puisque, dans cette dernière, toutes les parties de l'œil sont lésées.

Passons à l'étude des symptômes de la choroïdite: «Les vaisseaux sous-conjonctivaux, d'abord peu dilatés et d'une couleur rouge assez vive, augmentent de volume et prennent une couleur rouge sombre, à mesure que la congestion s'éloigne de son début. C'est alors qu'ils s'inclinent entièrement, pour s'anastomoser en se multipliant, de manière à former autour de la cornée et à 2 ou 3 millimètres de sa circonférence, un cercle d'arcades complet.»

Et plus loin : «L'iris est sain pendant longtemps, mais il peut prendre une teinte sale, terne, plus mar-

[1] Desmarres, tom. III, pag. 405, 406.

quée ordinairement vers son grand cercle, dans lequel on remarque parfois quelques petites taches vineuses, isolées et circonscrites. *La pupille se déforme à la longue, perd sa mobilité et devient plus large que de coutume...* Le fond de l'œil, lorsque cette affection date de loin et qu'elle a pris ce degré de gravité, n'est pas noir comme à l'état normal, *il offre une teinte sale, quelquefois grise, mais le plus souvent verdâtre* ou rougeâtre, surtout lorsque le malade est âgé. Un léger nuage semble voiler la cornée. *L'humeur aqueuse paraît trouble, ainsi que la pupille, devenue tout à fait immobile.* A ces symptômes anatomiques nous ajouterons la dureté du globe, qui produit alors la sensation d'une bille de marbre quand on le touche à travers la paupière. Il y a alors des désordres dans le *corps vitré, la rétine, la choroïde, visibles à l'ophthalmoscope.*

«*Signes ophthalmoscopiques.* — On distingue avec l'ophthalmoscope l'hyperémie de la choroïde, la macération du pigmentum et ses conséquences: les amas de pigmentum disséminés à la surface de la choroïde, et les taches blanches suite d'atrophie, enfin les plaques exsudatives. Tous ces symptômes sont compliqués le plus souvent d'altérations ou au moins de signes morbides, soit dans la papille du nerf optique, soit dans la rétine [1].»

[1] Desmarres, tom. III, pag. 412, 415.

Effaçons le titre du chapitre, et je défie qu'on puisse dire si c'est à la choroïdite ou au glaucome qu'appartient cette description, surtout lorsqu'on voit M. Desmarres n'accorder aucune importance, dans l'étude de la nature du glaucome, au changement de forme et quelquefois de coloration de la papille, au changement dans la direction des vaisseaux, aux pulsations de l'artère centrale, *parce qu'on retrouve ces caractères dans d'autres conditions*[1]. Or, ces autres conditions, quelles sont-elles, si ce n'est la choroïdite ?

Il n'y a donc pas de différence, pour M. Desmarres, entre la choroïdite et le glaucome, puisque nous avons vu que, d'après lui : 1° la marche de ces deux maladies était la même ; 2° leurs symptômes sont identiques ; 3° les parties lésées et les lésions offrent encore la même similitude. Concluons que si M. Desmarres, en tant qu'auteur, a voulu décrire ces deux maladies comme étant distinctes, en tant que bon observateur il a reconnu l'unité de ces deux maladies.

En résumé, « l'opinion qui fait du glaucome une affection de tout le globe oculaire, exprime un fait vrai, si elle établit que peu à peu toutes les membranes de l'œil finissent par être atteintes ; mais comme étiologie du glaucome commençant, cette doctrine ne se pose sur aucune base solide[2]. »

[1] Desmarres, tom. III, pag. 735.
[2] Follin ; Leçons, pag. 108.

Théorie de M. Cusco. — M. Cusco constate la pression qu'exercent mutuellement l'une sur l'autre les diverses parties de l'œil, et lui donne pour cause un retrait avec épaississement de la sclérotique, qui se montre sous l'influence d'un état général rhumatismal ou goutteux.

De plus, il prétend que « la substance scléroticale subissant une sorte de mouvement hypertrophique, celui-ci a pour résultat de diminuer, non-seulement la capacité générale du bulbe, mais encore le diamètre des diverses ouvertures dont cette membrane est perforée. Or, ces ouvertures donnent passage à des nerfs et à des vaisseaux, et les canaux à travers lesquels ces nerfs et ces vaisseaux cheminent venant à se rétrécir, ces organes sont comprimés, et de là résultent des troubles dans leurs fonctions : la paralysie des nerfs ciliaires, les embarras circulatoires, les lésions fonctionnelles de la rétine elle-même, relèvent de cette pathogénie [1].»

Or, d'après cette théorie, les malades devraient être âgés, être ou avoir été rhumatisants ou goutteux ; ce qui n'est pas constant, et le contraire se rencontre fréquemment, surtout dans le glaucome aigu. Quand le glaucome se montre soudainement chez les enfants à l'époque de la puberté, peut-on invoquer ce travail de rétraction des tissus fibreux, travail propre aux indi-

[1] Jaumes, pag. 205.

vidus âgés? Du reste, ce travail de rétraction, si lent ordinairement, se ferait-il avec la rapidité qu'on constate dans l'apparition du glaucome aigu?

2° Comment peut-on constater la diminution du globe oculaire, et à quelle période M. Cusco l'a-t-il fait? « Dans le glaucome, surtout lorsqu'il est arrivé à une période avancée, le volume de l'œil est constamment diminué. On peut facilement en juger, si l'œil du côté opposé est resté sain, mais cela est très-rare; on est forcé alors de s'en rapporter aux mesures moyennes [1]. »

Comme on le voit, c'est surtout à une période avancée de la maladie que M. Cusco constate la diminution; mais à cette période beaucoup d'auteurs admettent cette atrophie du globe. Ce qu'il importerait, ce serait de constater cette diminution au début, alors que l'œil paraît au contraire être véritablement plus considérable.

D'après cette théorie, les dimensions des orifices d'entrée des nerfs et des vaisseaux étant diminuées par la rétraction et l'épaississement de la sclérotique, cette diminution amènerait la compression des nerfs de l'iris et de la cornée, et déterminerait l'anesthésie et la paralysie dont ces membranes sont le siége. Or, s'ils dépendaient de cette cause, ces symptômes devraient apparaître lentement et être persistants, ce qui n'est pas, puisqu'ils disparaissent dès qu'on fait une ponc-

[1] Pamard; Du glaucome, pag. 40.

tion évacuatrice dans la chambre antérieure, ponction qui ne peut nullement modifier les dimensions de ces orifices. Donc, c'est bien à une pression exercée sur le long trajet sous-sclérotidien, et non pas aux points d'entrée des nerfs ciliaires, que sont dus les symptômes dont nous parlons.

Enfin, une dernière considération est la suivante : Si les symptômes du glaucome sont dus à une rétraction hypertrophique de la sclérotique, leur marche doit être progressive et continuelle. Or, comment expliquer les cas où, après une première attaque glaucomateuse, tous les symptômes disparaissent? comment expliquer leur apparition et leur disparition parfois si rapides? comment enfin pourrait-on se rendre compte de ces cas où tous les symptômes glaucomateux, après avoir duré plusieurs jours dans un œil, s'effacent et passent à l'autre œil, tandis que le premier est redevenu sain ou à peu près sain? M. Cusco rejetera-t-il le glaucome aigu, c'est-à-dire le glaucome type, comme n'en étant pas un? Évidemment non. Donc ce n'est pas à une rétraction de sclérotique, laquelle n'apparaîtrait que lentement et persisterait indéfiniment, que sont dus les phénomènes de pression.

Théorie de Hancock. — D'après cet auteur, le glaucome est l'expression d'une maladie constitutionnelle dans laquelle le sang est altéré et les vaisseaux malades.

Quant aux symptômes du glaucome, ils sont produits par « une infiltration du corps vitré, par de la sérosité, qui est le résultat d'un obstacle à la circulation à travers les vaisseaux de la choroïde et de la rétine. Cet obstacle est dû à une contraction spasmodique du muscle ciliaire. »

Or, quelle est cette altération du sang ? Ne voit-on pas le glaucome chez des individus forts, d'un tempérament sanguin ; ne le voit-on pas dans les conditions opposées, chez les jeunes filles faibles, dont la menstruation a de la peine à s'établir ? Aussi, tant que cette altération du sang, cet état général, ne seront pas mieux précisés par M. Hancock, ne devons-nous pas nous arrêter à les discuter.

De plus, nous avons vu cet auteur admettre une gêne de la circulation apportée par la contraction du muscle ciliaire, et, pour prouver cette contraction, il se fonde sur ce que les vaisseaux situés autour de cette partie sont très-engorgés.

Or, pour montrer combien cette hypothèse est peu fondée, il me suffira de faire remarquer : 1º Que l'existence du muscle ciliaire est encore contestée par quelques anatomistes, M. Sappey en particulier ; — 2º Admettons ce muscle comme existant certainement, comment pourrait-on constater sa contraction ? — 3º Admettons encore que cette contraction existe et amène les symptômes de pression oculaire ; mais son premier effet, d'après M. Hancock lui-même, est de gêner la circulation de retour, d'amener une infiltration de sérosité qui produit la compression, point de départ des phénomènes ultérieurs; et lorsque cette compression, en s'exerçant sur les nerfs ciliaires, paralyse l'iris, ne paralyserait-elle pas le muscle ciliaire qui reçoit les mêmes nerfs? et la paralysie de ce muscle, en faisant disparaître l'obstacle à la circulation irido-choroïdienne, ne ferait elle pas aussi cesser tous les symptômes oculaires?

En résumé, dans cette discussion de la théorie de M. Hancock, nous avons vu : 1° que l'altération du sang, qu'il admet, est encore une pure hypothèse; 2° que la contraction du muscle ciliaire n'est pas possible dans ces conditions; 3° qu'il ne reste que l'infiltration des milieux, que cet auteur reconnaît lui-même, mais dont il a méconnu le point de départ.

Théorie de M. Tavignot. — M. Tavignot admet « un état cachectique (mot qui rend mal ma pensée), qui consiste dans des modifications plus ou moins profondes de l'économie, survenues à la suite de causes très-diverses et qui se traduisent en lésions le plus souvent localisées : lésions d'innervation, de circulation ou de nutrition [1]. » Cet état général amènerait une perturbation dans le système nerveux ciliaire, et donnerait naissance à l'une des trois formes de glauco-

[1] Monit. des sciences médic. et pharm., 1860.

me admises par cet auteur : 1° glaucome névralgique, dans lequel prédomine l'élément douleur; 2° glaucome paralytique, dans lequel la douleur et la phlegmasie sont peu prononcées; 3° glaucome phlegmasique, dans lequel, ainsi que l'indique son nom, prédomine l'inflammation.

Cette théorie pèche essentiellement par la base, car sur quoi repose-t-elle? sur « un état de souffrance quasi cachectique ». Mais rien n'est plus vague que cet état, puisqu'on rencontre le glaucome aussi bien chez les individus forts que chez ceux qui sont débilités, chez les vieillards que chez les enfants. — Le point essentiel de la théorie est donc à prouver.

Cet état général amènerait, d'après M. Tavignot, l'apparition des douleurs, de la paralysie ou la phlegmasie. Mais il est essentiellement faux de prétendre que ces douleurs, la paralysie, tiennent à cet état général, puisqu'elles disparaissent, ainsi que nous l'avons vu, sous l'influence d'une ponction évacuatrice ou de l'iridectomie, tandis qu'elles persistent presque toujours avec la même intensité, lorsqu'on se contente d'un traitement général.

C'est en faisant cesser l'extension forcée des nerfs ciliaires que l'on fait cesser également les douleurs et la paralysie; donc ces derniers symptômes tiennent à des causes locales, et il n'y a que la phlegmasie ou plutôt que la fluxion choroïdienne, qui est leur cause indirecte, qui puisse être rattachée à un trouble de l'organisme.

Du reste, la division du glaucome en névralgique, phlegmasique, paralytique, qui pratiquement a peu d'importance au point de vue thérapeutique, en a également peu au point de vue de la marche de la maladie; car tel glaucome qui à son début est névralgique (aigu), peut, comme nous l'avons vu, devenir subitement paralytique (chronique), et ce dernier, à son tour, peut subitement prendre les caractères phlegmasiques et névralgiques; et, en réalité, il n'y a guère qu'une forme de glaucome dans laquelle apparaissent, soit au début, soit plus tard, les phénomènes inflammatoires, qui ne manquent que bien rarement.

En résumé, l'état général, qui pour M. Tavignot est le point de départ de tous les phénomènes, est à prouver.

Les symptômes névralgiques et paralytiques tiennent à des causes toutes locales et non pas à cet état général hypothétique. Enfin, les trois variétés de glaucome admises par cet auteur me paraissent arbitraires et reposer sur des raisons insuffisantes.

Jaumes. — Nous avons vu que M. Jaumes, admettant que le changement de rapport entre les membranes et les milieux de l'œil pourrait tenir à une maladie de la sclérotique, de la choroïde, de la rétine, rejette le glaucome en tant qu'unité pathologique et admet la possibilité d'un groupe de maladies glaucomateuses. Cette manière de voir n'est soutenable qu'autant qu'il serait prouvé que, dans certains cas, les symptômes glaucomateux sont réellement dus parfois à une rétraction de la sclérotique ou à une maladie de la rétine. Or, nous avons vu que la doctrine qui fait du glaucome une altération de la sclérotique, n'était jusqu'à présent qu'une pure hypothèse, qui ne suffit pas pour expliquer les symptômes du glaucome ; que, dans l'immense majorité des cas, les lésions de la rétine ne sont que consécutives à une pression, à la production de laquelle cette membrane ne contribue nullement. Il ne reste donc à discuter que les cas où une excavation de la papille existe seule, et auxquels de Græfe a donné le nom d'*amaurose avec excavation de la papille*. Or, si l'on considère : 1° que jusqu'à présent ces faits sont extrêmement rares ; 2° qu'ils ne diffèrent que par une nuance de certains glaucomes choroïdiens qu'a observés de Græfe, et «dans lesquels l'excavation de la papille est le symptôme matériel le plus frappant (les autres symptômes du glaucome existent, mais ils sont peu apparents, jusqu'à ce que plus tard ils atteignent leur importance ordinaire), on reconnaîtra qu'il n'est pas permis de soutenir actuellement que cette excavation papillaire est plutôt une maladie essentielle de la rétine qu'un glaucome choroïdien, dont la marche serait un peu différente de celle du glaucome ordinaire ; et bien que l'avenir puisse peut-être montrer la réalité de cette maladie primitive de la rétine, actuellement toute théorie qui se fonde sur son existence ne peut être considérée que comme hypothétique. D'ailleurs, admettons que cette excavation papillaire existe et prédispose au glaucome, il n'en serait pas moins vrai que la seule *porte d'entrée* de l'hypersécrétion qui amènera les autres symptômes glaucomateux sera toujours la choroïde.

En résumé, nous avons donc vu que le siége primitif du glaucome n'est, ni dans les milieux oculaires, ni dans la rétine, ni dans la sclérotique, et *qu'actuellement la seule doctrine rationnelle est celle qui fait du glaucome une irido-choroïdite particulière.*

PRONOSTIC.

J'étudierai le pronostic du glaucome : 1° au point de vue de la maladie abandonnée à elle-même; 2° au point de vue thérapeutique.

1° Au point de vue de la maladie, le glaucome chronique est extrêmement grave, puisque le résultat le plus heureux de cette maladie est presque toujours une complète cécité ; tandis que, dans les cas les plus funestes, la perforation de la cornée amène l'issue des humeurs et du cristallin. J'en dirai presque autant du glaucome aigu, si ce n'est cependant de quelques cas où l'on voit la maladie se manifester brusquement chez les enfants, à la suite de congestions cérébro-oculaires qui se montrent sous l'influence de causes passagères, ou bien dans lesquels un traumatisme aurait amené une congestion choroïdienne glaucomateuse momentanée[1].

2° Au point de vue thérapeutique, le pronostic varie suivant qu'on a recours à un traitement purement médical ou chirurgical. Dans la grande majorité des cas, le traitement médical n'a presque aucune efficacité, et jusqu'à nos jours les praticiens ne pensaient pas qu'on puisse « obtenir une amélioration soutenue de la vision dans cette maladie, dont ordinairement le traitement le mieux dirigé ne peut entraver les progrès[2].» J'ai vu cependant quelques cas dans lesquels ce traitement a eu une certaine efficacité pour arrêter la marche de la maladie et quelquefois améliorer l'état de la vision[3].

Comme on le voit, en tant que marche de la maladie et résultat d'un traitement médical, la gravité du pronostic est sérieuse; mais notre époque a vu la thérapeutique s'enrichir d'un moyen qui paraît avoir une supériorité incontestable sur les autres modes de traitement : je veux parler de l'iridectomie, appliquée par de Græfe au glaucome.

Si l'on a recours à cette opération, le pronostic varie

[1] Observ. 4.
[2] Desmarres, tom. III, pag. 737.
[3] Observ. 4, 5, 10, 12, 14.

encore suivant l'époque à laquelle on la pratique. — 1° Au début du glaucome aigu, de Græfe l'a toujours vue suivie de la cessation de tous les symptômes et d'un retour plus ou moins grand de la vision. Mais l'efficacité de cette opération diminue à mesure que la maladie est plus ancienne, de telle sorte que le pronostic sera bien plus grave lorsqu'on pratiquera l'iridectomie dans le glaucome chronique que lorsqu'on y aura recours dans le glaucome aigu. Cette différence de résultat s'explique facilement par les lésions bien plus profondes des membranes, dans la forme chronique que dans l'aiguë. Enfin, remarquons que les conditions générales de l'organisme modifient peu le pronostic, car elles n'ont pas semblé à de Græfe influer sur le résultat de l'opération; nouvelle preuve que dans la choroïdite glaucomateuse, les lésions locales jouent souvent un bien plus grand rôle que l'état général.

TRAITEMENT.

L'histoire du traitement du glaucome est celle de cette maladie. Empirique pendant bien longtemps, le traitement ne commença à devenir rationnel et quelquefois fructueux, que lorsqu'on se fit une théorie plus ou moins juste de la nature du glaucome. Dans ce chapitre, j'étudierai d'abord les ressources que fournit la thérapeutique au point de vue purement médical, secondement au point de vue chirurgical.

Traitement médical. — Rien ne serait plus important que de pouvoir élucider cette partie, que de pouvoir arriver à formuler des conclusions thérapeutiques irréfutables; mais rien n'est plus difficile, car médication antiphlogistique ou tonique, calmante ou excitante, altérante et dérivative, tout a été proposé et tout a été combattu. Que conclure de la multiplicité de ces méthodes et de l'incertitude qui règne encore depuis si longtemps à leur égard, si ce n'est que, puisque toutes ont été soutenues par des observateurs sérieux, toutes ont pu procurer une amélioration? Secondement, qu'il n'y en a pas une qui ait une efficacité absolue; aussi est-on encore à se demander s'il est un seul cas de glaucome qui ait été guéri par les moyens médicaux?

Ce n'est pas toutefois que je dise que dans certains cas les symptômes aigus ne s'amendent, que les douleurs ne diminuent, que la marche de la maladie ne semble s'arrêter, et qu'une amélioration ne se produise dans la vue; mais de ce résultat, que j'ai observé plusieurs fois, à la guérison, il y a loin. Aussi le glaucome passa-t-il jusqu'à nos jours pour être incurable.

Dans notre siècle, les observateurs appliquèrent la théorie qu'ils se firent sur la nature du glaucome. — Ainsi Mackenzie, pour qui le glaucome est principalement une choroïdite, conseille l'usage des antiphlogistiques, des révulsifs, des dérivatifs. — Sichel, partant de la même théorie, arrive à peu près aux mêmes conséquences thérapeutiques. — M. Desmarres, faisant du glaucome une maladie générale de l'œil, rejette les dérivatifs locaux (séton, moxas, cautères), et vante l'emploi des antiphlogistiques modérés dans les cas de congestion bien évidente, celui du sulfate de quinine et du valérianate d'ammoniaque dans les cas où il y a intermittence dans les poussées glaucomateuses (tom. III, pag. 739).

M. Tavignot conseille l'usage des altérants dans le glaucome phlegmasique, des antipériodiques dans la forme névralgique, enfin des excitants locaux et généraux dans la forme paralytique. — M. Cusco, pour qui cette maladie est liée à une diathèse rhumatismale ou goutteuse, emploie principalement les anti-arthritiques. (Pamard, pag. 28.)

Le traitement usité par M. Desgranges à l'Hôtel-Dieu, et que j'ai souvent vu suivi d'une amélioration notable, consiste dans l'emploi régulier de légers purgatifs répétés tous les deux jours, cu même tous les jours (une pil. de Plummer), de dérivatifs (séton à la nuque, vésicatoires derrière les oreilles ou à la base du cou, vésication ammoniacale au sinciput, bains de pieds sinapisés tous les matins), et dans les cas les plus violents, des antiphlogistiques le plus souvent locaux (sangsues derrière les oreilles ou à la base du cou).

Il nous reste maintenant à voir si l'on doit recourir à ces méthodes thérapeutiques, malgré leur insuffisance au point de vue de la guérison, ou si l'on doit d'emblée recourir à une opération. Incontestablement il est des cas où l'emploi de ces moyens me semble rationnel : ainsi, par exemple, lorsque le glaucome se montre sous l'influence des congestions céphaliques passagères qui accompagnent l'apparition de la menstruation, ou bien au contraire la disparition d'un flux normal (ménopause), d'un flux devenu physiologique (hémorrhoïdes, sécrétions quelconques) ; lorsque, affectant la forme chronique, il paraît lié à des causes qu'on peut facilement supprimer (travail exagéré, excès alcooliques, etc.). Si dans ces cas on assiste au début de la maladie, renoncera-t-on à l'emploi des ressources médicales, tout insuffisantes qu'elles soient, pour recourir d'emblée à une opération qui n'est pas sans inconvénients ; et ne peut-on pas espérer, en supprimant les causes, d'enrayer la marche de la maladie qui débute ?

Traitement chirurgical. — Nul autrefois, ce traitement a pris de nos jours, à la suite des recherches habiles de M. de Græfe, une importance que l'on ne peut se dissimuler, car l'iridectomie seule a pu guérir le glaucome. Nous étudierons, dans ce chapitre, les deux principaux moyens chirurgicaux, c'est-à-dire la paracentèse oculaire et l'iridectomie.

« La paracentèse oculaire est une opération que l'on

pratique en Chine et au Japon depuis des siècles. Au commencement du XVIIe siècle, elle a été décrite pour la première fois en Europe par Nuck, qui a imaginé, pour la faire, un petit trois-quarts particulier; elle a été depuis employée par bon nombre de médecins : Wardrop, en particulier, l'a vivement préconisée dans le traitement des ophthalmies[1].»

Cette opération, sur le procédé opératoire de laquelle je n'insisterai pas, puisqu'il est décrit dans tous les ouvrages, peut elle être considérée comme un mode de traitement du glaucome, ou simplement comme un moyen palliatif? Je n'hésite pas à adopter cette dernière manière de voir, car elle n'a pour résultat que de diminuer la pression intra-oculaire. Or, que cette pression soit produite par l'augmentation des milieux sous une cause particulière (trouble choroïdien), ou qu'elle tienne à la diminution de capacité des membranes (rétraction de la sclérotique), dans ces deux hypothèses la paracentèse ne s'adresse qu'à un symptôme, qu'elle n'atténue que momentanément sans combattre la cause, laquelle persiste et ne tardera pas à ramener le même changement de rapport.

Aussi, bien que Cornuty[2] ait cité des cas où, non-seulement il y a eu amélioration, mais encore guérison de la maladie, je ne puis voir dans ces derniers faits

[1] Pamard; Du glaucome, pag. 48.
[2] Cornuty; *Ann. ocul.*, tom. XLIV.

qu'une guérison spontanée, facilitée, il est vrai, par le rétablissement de rapport entre le contenu et le contenant. Est-ce à dire que je rejette ce moyen? Rien ne serait plus loin de ma pensée, car il me paraît être un puissant adjuvant dans les cas dont je me suis occupé tout à l'heure, et dans lesquels on peut employer un traitement médical. Dans ce cas, son principal résultat est de faire cesser la compression et d'empêcher par conséquent, au moins en partie, l'apparition des symptômes du glaucome et ses lésions; et si en même temps la cause de la congestion choroïdienne peut être combattue par les moyens médicaux, il peut se faire que l'on constate ces faits heureux cités par Cornnty et par de Græfe, qui, le premier, employa rationnellement la paracentèse oculaire dans le glaucome.

La ponction oculaire peut se faire: 1° dans la chambre antérieure, et c'est la seule que l'on doive pratiquer; 2° dans l'humeur vitrée, ainsi que l'avait conseillé Woolhouse; mais dans ce dernier cas, ces conséquences ne doivent guère être que funestes; aussi ne la voyons-nous conseillée nulle part actuellement. De plus, elle peut être pratiquée une ou plusieurs fois; ainsi, Desmarres, de Græfe l'ont faite avec succès jusqu'à six ou huit fois de suite à quelques heures de distance, à mesure que les symptômes de pression se reproduisaient.

En résumé, la paracentèse oculaire, faite dans la

chambre antérieure, est pour moi un puissant adjuvant d'un traitement médical, dans certains cas de glaucome aigu ; mais prise isolément, elle ne peut nullement être considérée comme une méthode curative.

IRIDECTOMIE.

Déjà pratiquée avec succès, en 1841, contre les inflammations iriennes qui suivent l'opération de la cataracte, par un des plus illustres maîtres de l'École de Lyon, Bonnet[1]; en 1852, par Saez à Madrid; en 1857, par Walton[2], l'iridectomie fut faite pour la première fois dans le glaucome, en 1856, par de Græfe.

Depuis apparurent deux autres opérations qui ne sont que des modifications de l'iridectomie, je veux parler de l'opération de Critchett et de la section du muscle ciliaire proposée par Hancock; mais la première étant abandonnée par son auteur, et la seconde n'ayant pas été pratiquée un assez grand nombre de fois pour qu'on puisse la juger, je me bornerai à étudier le procédé opératoire de l'iridectomie, les reproches dont elle est susceptible, ses résultats, son mode d'action.

« Cette opération consiste à exciser une portion considérable de l'iris; elle est analogue à l'iridectomie,

[1] Ann., tom. VI.
[2] *Union méd.*, 1858.

qu'on pratique dans le but de faire une pupille artificielle. On a cependant à observer certaines règles, à savoir :

« 1° La ponction doit être pratiquée aussi excentriquement que possible ; la lance doit pénétrer dans la face externe des membranes, sur le domaine même de la sclérotique, à une distance de un millimètre du bord de la cornée, de manière que l'entrée de la lance dans la chambre se trouve justement à la limite de la cornée et de la sclérotique. C'est la condition *sine qua non*, pour exciser l'iris aussi loin que possible, jusqu'à son insertion ciliaire. Comme, de plus, l'iris est ordinairement très-rétréci par la mydriase existante, la surface du lambeau excisé se trouve notablement diminuée, pour peu que l'incision interne s'écarte de l'indication donnée ;

» 2° Le lambeau doit être aussi large que possible ; c'est pourquoi il faut faire usage d'une lance large et l'enfoncer assez profondément[1]. »

Telle qu'elle vient d'être exposée, cette opération a subi de nombreux reproches; ainsi : 1° non-seulement elle amène une déformation de la pupille qui produit une difformité plus ou moins choquante ; mais encore, en augmentant les dimensions de la pupille, elle peut consécutivement diminuer la netteté de la vision par l'affluence trop considérable des rayons lumineux.

[1] De Græfe ; Note à l'Institut, tom. XLVIII, pag. 245.

2° Elle amène un trouble dans l'accommodation de l'œil, en empêchant l'iris de presser sur la périphérie du cristallin, et par conséquent de produire l'augmentation de la convexité de la lentille.

3° Non-seulement elle est suivie d'hémorrhagie dans les chambres oculaires, mais encore d'épanchements sanguins sous la rétine, dans le corps vitré, lesquels peuvent rendre la vision incomplète.

4° Elle expose la capsule du cristallin à être lésée, et par conséquent peut déterminer l'apparition d'une cataracte; et parmi les faits qu'on pourrait citer, n'est-ce pas probablement à cette cause que fut due la cataracte qui apparut deux ou trois mois après que l'iridectomie eût été faite à un illustre chirurgien anglais, Brodie?

5° Il est des cas où l'iridectomie est très-difficile à pratiquer : lorsque par exemple l'iris est très-rétracté, qu'il a été en proie à une inflammation plus ou moins prolongée, son tissu, devenu friable, cède à la moindre traction.

6° L'iridectomie n'est efficace que dans des limites assez restreintes, tout à fait au début du glaucome, et devient de plus en plus infructueuse à mesure que la maladie avance. Enfin, non-seulement elle ne prévient pas l'apparition du glaucome dans l'autre œil, mais elle ne préserve pas même l'œil opéré d'une récidive (de Græfe).

A ces divers reproches qui ont été faits à l'iridectomie et qui tous n'ont pas la même valeur, les partisans de cette opération répondent : 1° que si, à l'exemple de Bowmann, on excise la partie supérieure de l'iris, la nouvelle pupille sera recouverte par la paupière supérieure, de telle sorte qu'il n'y aura ni difformité bien visible ni trop grande affluence de lumière.

2° Le trouble qu'apporte dans l'accommodation de l'œil l'iridectomie, est moindre que celui qu'on voit à la suite de certaines autres opérations, la cataracte par exemple; d'ailleurs, si, dans ces derniers cas, il tend à s'effacer peu à peu par l'habitude, à plus forte raison cela doit-il être après l'iridectomie.

. 3° Les épanchements sanguins dans les chambres ne sont jamais assez abondants pour devenir une cause d'inquiétude pour les parties voisines; ils se résorbent en peu de jours, et par conséquent gênent peu la vision, qui, du reste, est meilleure, alors même qu'ils existent, qu'avant l'opération. — Les épanchements sanguins dans le corps vitré peuvent être prévenus; car ne sont-ils pas dus à la rupture de petits vaisseaux qui se produit lorsque la pression que supportent ces vaisseaux cesse brusquement? Or, qu'on ne laisse échapper que peu à peu l'humeur aqueuse et qu'aussitôt après l'opération on fasse une légère compression sur l'œil, et ces épanchements ne se produiront pas (de Græfe).

4° Quant à la lésion de la capsule et à la possibilité de la formation ultérieure d'une cataracte, ce reproche s'adresse plutôt à l'opérateur qu'à l'opération en elle-même ; du reste, on peut ne pas s'y exposer, en se servant d'une pince et non pas d'un crochet pour attirer l'iris (de Græfe).

5° Relativement à son inefficacité dans un assez grand nombre de cas, les partisans de l'iridectomie l'envisagent à deux points de vue différents : 1° la guérison ; 2° le soulagement. Ils répondent d'abord par les résultats qu'ils ont obtenus, et disent « que toutes les fois que les malades furent opérés dans la première quinzaine à partir du commencement de l'inflammation, la vue se rétablit complètement [1] » ; que, dans les cas chroniques, le résultat est d'autant plus heureux que la maladie est plus récente, et que, dans certains de ces cas, le malade peut encore recouvrer la vue. Du reste, dans les faits les plus infructueux relativement au retour de la vue, cet insuccès s'explique le plus souvent par les altérations profondes de la rétine, qui, ainsi que la papille, a subi un amincissement plus ou moins grand. — Mais, dans tous les cas, même les plus malheureux, presque tous les symptômes de pression intra-oculaire disparaissent. C'est ainsi qu'on voit cesser l'anesthésie de la cornée, l'iris reprendre souvent sa contractilité, les milieux oculaires redevenir plus clairs, parfois même l'excavation papillaire s'effacer, ainsi que les batte-

[1] De Græfe; Iridect. dans le glaucome.

ments artériels, enfin s'évanouir les douleurs, quelque violentes qu'elles soient. Par conséquent, l'iridectomie n'est jamais complètement inefficace, puisque lorsqu'elle ne rend pas la vue, elle procure un soulagement marqué et qu'elle prévient les perforations de la cornée et toutes leurs suites. Enfin, on ne peut pas reprocher à l'iridectomie de ne pas préserver l'autre œil de glaucome ; car, ainsi que le remarque M. Jaumes, si elle amène la guérison de l'œil opéré, n'a-t-elle pas préservé jusqu'à un certain point l'autre œil, qui est uni au premier par une sympathie si intime et si mystérieuse?

Rapprochons maintenant les résultats que procure le traitement médical de ceux de l'iridectomie. Quelle conclusion tirer de ce parallèle, si ce n'est que, tandis que le traitement médical soulage quelquefois seulement, l'iridectomie guérit souvent et soulage toujours!

Si l'on cherche à se rendre compte du mode d'action de l'iridectomie, on trouve de nombreuses explications qui ont été données et qui toutes peuvent avoir un fond de vérité ; mais parmi elles, il en est une qui me paraît plus probable que les autres : c'est celle qui cherche la cause de la guérison dans la modification que l'opération imprime à la circulation et à la vitalité de la choroïde ; car, bien qu'il y ait, par le fait même de l'issue de l'humeur aqueuse, diminution de la pression intra-oculaire ; bien qu'il y ait écoulement sanguin assez abondant pour dégorger le système vasculaire irido-choroïdien, et surtout le système veineux; bien qu'il y ait une large communication entre les deux chambres et que la surface de sécrétion séreuse soit diminuée de toute la portion d'iris excisée, tous ces résultats seraient insuffisants et ne produiraient qu'une amélioration momentanée, si la vitalité de la choroïde n'était profondément modifiée et ramenée à son état physiologique. Alors la circulation choroïdienne est rendue à ses conditions normales, ainsi que la sécrétion qui doit présider à la nutrition des milieux.

C'est encore ainsi que s'expliquent les succès de l'iridectomie dans l'iritis, dans les autres variétés de choroïdite. — L'iridectomie agit donc primitivement sur la choroïde et indirectement sur les milieux oculaires. Quant aux lésions de la rétine et de la sclérotique, pour peu qu'elles aient atteint un certain degré, elles sont peu modifiées par l'iridectomie ; de telle sorte que lorsqu'on voit cette opération être la cause de la guérison ou d'une amélioration, bien qu'elle ne porte que sur le système irido-choroïdien, on peut logiquement en conclure que c'est à un trouble de ce système qu'est dû l'ensemble des symptômes glaucomateux.

En résumé, ainsi que je me l'étais proposé, nous avons vu que tous les symptômes du glaucome dépendent d'une pression exagérée, que l'irido-choroïdite avec hypersécrétion séreuse peut seule expliquer les phénomènes que nous avons successivement passés en revue.

Enfin, la guérison se montrant à la suite d'une opération localisée sur la choroïde, vient, en nous donnant une nouvelle preuve de la réalité de cette manière d'envisager le glaucome, confirmer une fois de plus cette parole si profondément vraie du père de cette École : *Naturam morborum curationes ostendunt.*

OBSERVATIONS.

Je rangerai les quatorze observations suivantes en deux groupes : 1° glaucome aigu; 2° glaucome chronique. Ces observations, que je ne rapporte qu'à cause de leur importance au point de vue doctrinal, permettent d'arriver aux conclusions suivantes : 1° le glaucome aigu se montre souvent chez les enfants; 2° il n'affecte le plus souvent qu'un œil, le gauche principalement; 3° il peut survenir à la suite d'un traumatisme; 4° il est très-souvent indépendant du rhumatisme et de la goutte.

Les observations du second groupe montrent : 1° que le glaucome chronique apparaît le plus souvent simultanément dans les deux yeux; 2° que les symptômes sont toujours sous l'influence d'une choroïdite préexistante; 3° de même que le glaucome aigu, il est souvent indépendant du rhumatisme et de la goutte; 4° un traitement médical rationnel peut souvent amener une amélioration dans l'état du malade.

Observations de choroïdite aiguë.

PREMIÈRE OBSERVATION.

Salle Saint-Sacerdos. — Sujet âgé de 15 ans, tempérament lymphatico-sanguin, constitution débilitée. Il y a trois mois, douleurs intenses dans le côté gauche de la tête, dans l'œil; perte de la vue de ce côté.

Examen. — Globe oculaire saillant, d'une dureté type; sclérotique aussi distendue que possible, cornée aplatie, pupille dilatée, immobile; teinte légèrement bleuâtre du fond de l'œil, permettant l'examen ophthalmoscopique; papille petite, fortement excavée, bleue-ardoisée, présentant à son centre un point blanc se détachant vivement du reste de la papille. Artères petites, offrant sous une légère pression les battements. Veines plus volumineuses, disparaissant à la périphérie de la papille. Choroïdite avec commencement de macération du pigmentum. Rien à l'œil droit. Le malade partit le lendemain de son entrée.

OBSERVATION II.

Salle Saint-Sacerdos, n° 84. — Terraillon, âgé de 14 ans, tempérament lymphatique, constitution débilitée par les conditions hygiéniques dans lesquelles se trouve le malade, et par la masturbation. Il y a quatre mois, douleurs lancinantes dans les deux tempes et dans tout le côté gauche de la tête; perte rapide de la vision complète à gauche, incomplète à droite.

Examen. — Volume considérable des yeux en apparence. Sclérotique terne, fortement distendue; dureté type des yeux, pupille dilatée surtout à gauche, papille gauche excavée, bleuâtre à sa circonférence, blanche au centre. Artères brusquement interrompues à la périphérie de la papille, au niveau de laquelle les veines disparaissent. Choroïde violacée.

Traitement. — Médication tonique, plus dérivatifs et purgatifs. Efficacité nulle de ce traitement, suivi pendant deux mois.

OBSERVATION III.

Salle Sainte-Marthe. — Marie T..., âgée de 13 ans, tempérament lymphatico-sanguin, constitution assez bonne, non encore réglée. Depuis plusieurs mois, congestions passagères se portant tantôt vers les organes abdominaux, tantôt vers les organes encéphaliques. Il y a trois mois, douleurs subites dans le côté droit de la tête, perte de la vue de ce côté. Quelques jours après, cessation des douleurs et réapparition incomplète de la vue. A ce moment les mêmes phénomènes se montrent à gauche. Douleurs plus violentes, plus prolongées que les premières; perte complète de la vue à gauche.

Examen. — OEil gauche saillant, dur; cornée aplatie, presque insensible; pupille dilatée, immobile; légère teinte bleue du fond de l'œil. Papille gauche fortement excavée, d'une teinte bleuâtre périphérique. Courbure des vaisseaux; congestion choroïdienne, visible surtout dans la partie antérieure. Rien à droite.

Traitement. — Dérivatifs, purgatifs drastiques, pour faciliter l'apparition des règles. Deux mois après, résultat encore nul.

OBSERVATION IV.

Salle des opérés. — Mercier, âgé de 22 ans, tempérament sanguin, constitution forte. Il y a vingt jours, il reçut un violent coup sur l'œil gauche. Pendant les trois premiers jours, douleurs intenses dans cet œil, dans le front. A partir de ce moment, diminution graduelle de la vue.

Examen. — OEil gauche saillant, dur, douloureux au toucher ; convexité exagérée de la cornée. Chambre antérieure agrandie par le refoulement de l'iris; humeur aqueuse plus abondante que normalement; dilatation et immobilité de la pupille; teinte normale du fond de l'œil; choroïde violacée avec commencement de macération du pigment; hyperémie rétinienne avec concavité de la papille; courbure des vaisseaux, battements spontanés.

Traitement. — Purgatifs tous les deux jours; dérivatifs (vésicatoires à la nuque, bains de pieds tous les jours); antiphlogistiques (10 sangsues derrière l'oreille gauche). *Résultat.* Depuis le commencement de ce traitement, diminution des douleurs, amélioration de la vue. Un mois après, le malade part, l'amélioration a encore augmenté.

OBSERVATION V.

Salle Saint-Louis. — Rato, âgé de 19 ans, constitution forte. Depuis trois mois, douleurs violentes revenant par accès et siégeant à la tempe, à la partie frontale droite. Depuis cette époque, phantasmes, affaiblissement de la vue de plus en plus sensible lorsque les douleurs reviennent.

Examen. — OEil droit, d'une résistance type, volumineux; cornée aplatie; la sensibilité est conservée; pupille dilatée, concavité de la papille; courbure à convexité antérieure apparente des vaisseaux; choroïdite avec macération du pigment.

Traitement. — Emploi réitéré des purgatifs, dérivatifs et antiphlogistiques. *Résultat.* Les poussées glaucomateuses n'ont pas reparu; légère amélioration dans la vue. Un mois et demi après le début du traitement, départ du malade, dont l'amélioration se soutient.

OBSERVATION VI.

Glaucome sub-aigu ; iridectomie.

Salle Saint-Louis, n° 113.—Guillot, 51 ans, tempérament sanguin, constitution bonne. Depuis sept mois, névralgies intenses occupant la moitié gauche de la tête et venant par accès réitérés ; troubles de la vision et phantasmes depuis la même époque.

Examen.—Vision presque nulle à gauche ; œil dur, saillant; cornée aplatie, presque insensible ; pupille dilatée, immobile ; teinte normale du fond de l'œil ; choroïdite avec macération du pigment ; papille déformée, excavée ; courbure à convexité antérieure apparente des vaisseaux. Depuis quelques semaines, le malade ressent les mêmes symptômes à droite, où l'on constate les mêmes phénomènes, mais moins prononcés qu'à gauche.

Traitement.—20 juin. Ponction évacuatrice dans la chambre antérieure de l'œil gauche ; le même jour, resserrement de la pupille, diminution presque complète des douleurs. Purgatifs, dérivatifs.

24 juin. L'œil est redevenu dur. Immobilité et dilatation de la pupille ; nulle amélioration dans la vue. M. Desgranges pratique l'iridectomie. Incision d'une portion assez considérable de l'iris ; petite hémorrhagie qui se résorbe en quelques jours. Suites de l'opération simples. Disparition de la pression intra-oculaire et de ses symptômes.

30 juin. Diminution progressive de la vue dans l'œil opéré, tandis que celle-ci s'améliore notablement à droite, jusqu'au 25 juillet, époque du départ du malade.

Observations de choroïdite glaucomateuse chronique.

—

OBSERVATION VII.

Salle Saint-Louis. 2 septembre. — X, âgé de 23 ans ; tempérament sanguin, constitution assez bonne. Depuis quatre ans, douleurs sourdes à la partie gauche du front, à la tempe ; sentiment de pesanteur et de sécheresse des yeux; diminution progressive de la vue, presbyopie.

Examen. — Yeux saillants, durs, surtout le gauche. Sensibilité et forme de la cornée normales ; pupille dilatée ; papille concave, déformée ; courbe très-prononcée des vaisseaux ; choroïdite avec macération du pigmentum. OEil droit, mêmes symptômes, mais moins prononcés. Le malade part quelques jours après.

OBSERVATION VIII.

Choroïdite glaucomateuse avec cataracte commençante.

Salle des opérés. — Siran, âgé de 65 ans, tempérament sanguin. Depuis cinq ans, douleurs sourdes dans le front, les tempes ; presbyopie croissant au début avec une grande rapidité.

Examen. — Yeux durs, tendus, surtout le droit. Sensibilité de la cornée peu vive ; dilatation des pupilles ; teinte gris-verdâtre du fond de l'œil. Phosphènes ne s'obtenant que dans des points peu nombreux. Légère opacité commençante du cristallin ; choroïdite avec macération du pigment, visible surtout dans les parties antérieures de la choroïde ; rétine et papille peu visibles.

Traitement. — L'absence de phosphènes indiquant une altération profonde de la rétine, on ne fait que conseiller au malade quelques moyens.

OBSERVATION IX.

Irido-choroïdite glaucomateuse avec cataracte.

Salle des opérés. — X..., âgé de 55 ans, tempérament sanguin. Depuis longtemps, douleurs sourdes dans les yeux, dans les tempes, diminution de la vue. Depuis un an et demi cataracte à droite, depuis six mois à gauche.

Examen. — Yeux durs, tendus; cornée droite plus convexe que normalement, peu sensible; chambre antérieure notablement augmentée de volume par le refoulement de l'iris en arrière. Humeur aqueuse abondante; iris raide, immobile, enflammé. — Cristallin verdâtre, refoulé en arrière. Absence de phosphènes à la pression. Œil gauche, mêmes symptômes, mais moins prononcés. Dans cet œil, on peut apercevoir une choroïdite avec macération du pigment dans la partie antérieure de la choroïde, qui seule est visible. Vu l'état de désorganisation de la rétine indiquée par l'absence des phosphènes, on renvoie le malade sans l'opérer.

OBSERVATOIN X.

Salle Saint-Louis. — Joseph Craz, âgé de 53 ans, constitution forte. Depuis deux ans et demi, douleurs fréquentes, tantôt dans le côté gauche, tantôt dans le côté droit de la tête. Diminution progressive de la vue coïncidant avec l'apparition des douleurs.

Examen. — Yeux saillants, durs; cornée aplatie, peu sensible. Pupilles dilatées; papille droite concave; courbure brusque de ses vaisseaux. Choroïdite au second degré. A gauche, mêmes phénomènes, mais moins prononcés.

Traitement. — Purgatifs tous les deux jours. Dérivatifs. Bains de pieds sinapisés tous les jours. Séton à la nuque. Un mois après le début de ce traitement, le malade prétend s'apercevoir que la dureté de l'œil droit a diminué, et qu'il y a une amélioration sensible de la vue ; il demande à partir.

OBSERVATION XI.

Salle des opérés. — Carré, 41 ans, tempérament nerveux, constitution débilitée par des excès génésiques. Il y a six ans, exagération de travail nocturne à une vive lumière ; à la même époque, apparition de douleurs intenses dans les tempes, le front, s'accompagnant de presbytie ; phantasmes, surtout dans l'œil droit. Il y a deux ans, apparition des mêmes phénomènes à gauche.

Examen. — Yeux saillants, d'une dureté caractéristique ; insensibilité presque complète de la cornée, qui est aplatie ; dilatation de la pupille, qui bombe en avant ; fond légèrement grisâtre de l'œil droit ; concavité de la papille, avec courbure des vaisseaux ; choroïdite avec macération du pigment. Mêmes symptômes moins avancés à gauche.

Traitement.— Purgatifs, dérivatifs réitérés et employés sous toutes les formes. Résultat complètement nul, puisque les troubles de l'œil droit persistent et que ceux de l'œil gauche augmentent. Le malade ne veut pas se soumettre à l'iridectomie et part.

OBSERVATION XII.

Salle St-Paul. 25 juin. — Catherine Favarial, âgée de 22 ans, tempérament lymphatico-sanguin, constitution faible, menstruation peu abondante et irrégulière. Depuis trois ans, douleurs assez vives de la tempe, du front, tantôt d'un côté, tantôt de l'autre. Depuis cette époque, yeux tendus, difficiles à mouvoir, sourdement douloureux.

La malade a remarqué elle-même qu'ils sont plus saillants, plus durs qu'autrefois. Diminution de la vue augmentant à chaque apparition des douleurs.

Examen. — Vue, presbyopie marquée ; yeux saillants, durs ; cornée aplatie, insensible à droite ; pupilles dilatées, immobiles ; iris faisant saillie en avant ; papille concave, grisâtre ; courbure des vaisseaux brusque à droite ; choroïdite avec macération du pigment.

Traitement. — Purgatifs (1 pil. de Plummer tous les jours), dérivatifs ; successivement séton à la nuque, vésicatoires derrière les oreilles, vésication sincipitale, bains de pieds sinapisés tous les jours. — *Résultat.* Vingt jours après le début de cette médication, amélioration de la vue, diminution des douleurs; 25 juil-et, amélioration notable. La malade veut partir.

OBSERVATION XIII.

Salle des opérés. 5 août. — Sujet âgé de 45 ans, tempérament sanguin. Il y a huit ans, rhumatisme articulaire aigu dont il ne s'est plus ressenti ; depuis trois ans, congestions fréquentes à la tête. Depuis cette époque douleurs assez intenses, surtout à gauche ; presbyopie progressive.

Examen. — Yeux peu volumineux, durs ; sensibilité cornéenne peu vive ; pupille dilatée ; teinte grisâtre du fond de l'œil ; papille concave, d'une teinte grise ; courbure des vaisseaux à convexité antérieure apparente. Choroïdite au troisième degré.

Traitement. — Dérivatifs multipliés, purgatifs, antiphlogistiques ; résultat nul.

OBSERVATION XIV.

Salle Saint-Louis. 21 juillet. — Chaline, âgé de 55 ans, écrivain. Il y a sept ans, travail nocturne pendant deux mois; à la même époque, excès alcooliques; peu de temps après, douleurs violentes surtout du côté gauche de la tête, tension et douleurs dans les yeux, diminution de la vue et presbyopie croissante.

Examen. — Yeux durs, aplatissement de la cornée, iris décoloré, pupille dilatée, concavité de la papille avec brusque courbure des vaisseaux, surtout à gauche. Choroïdite avec macération du pigment.

Traitement. — Purgatifs, une pilule de Plummer tous les deux jours. Dérivatifs, séton à la nuque, vésicatoires, bains de pieds sinapisés tous les jours. — *Résultat.* 10 septembre, départ du malade, diminution notable de la dureté des yeux. Amélioration sensible de la vue à droite, moins à gauche.

FIN.

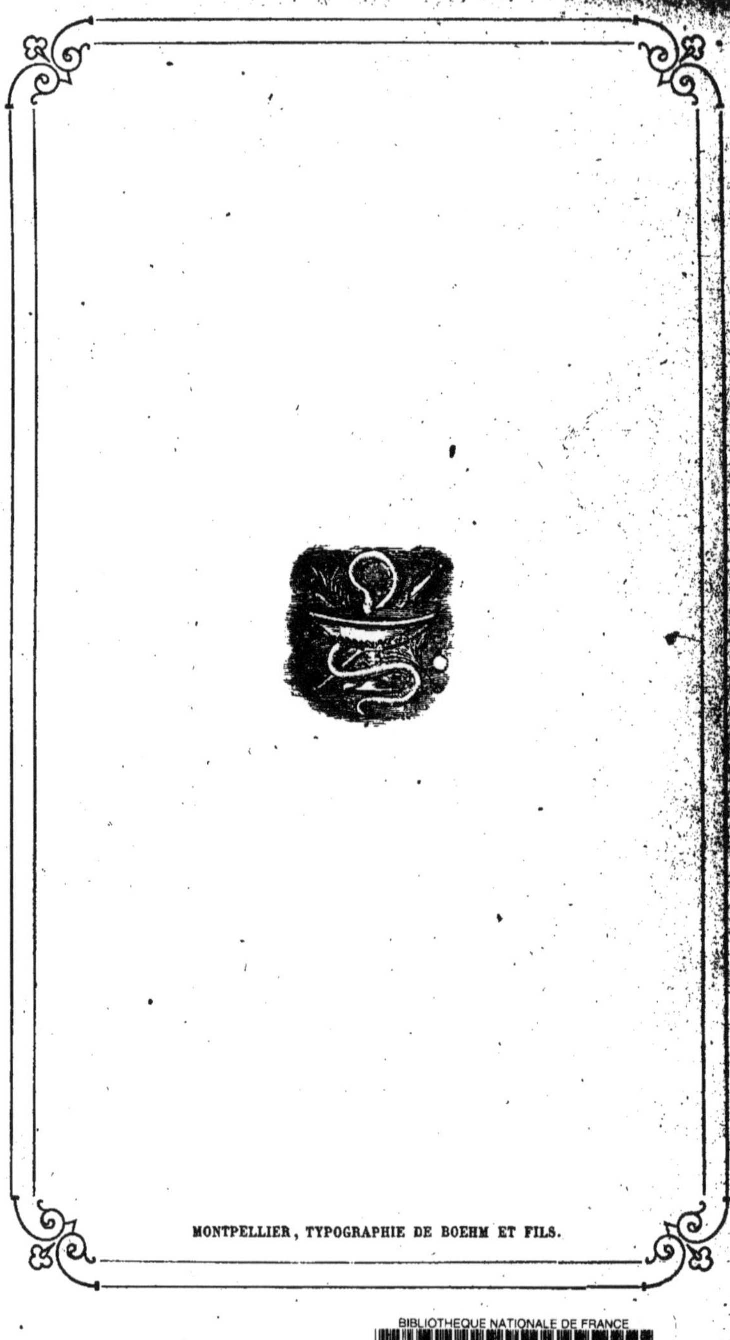

MONTPELLIER, TYPOGRAPHIE DE BOEHM ET FILS.

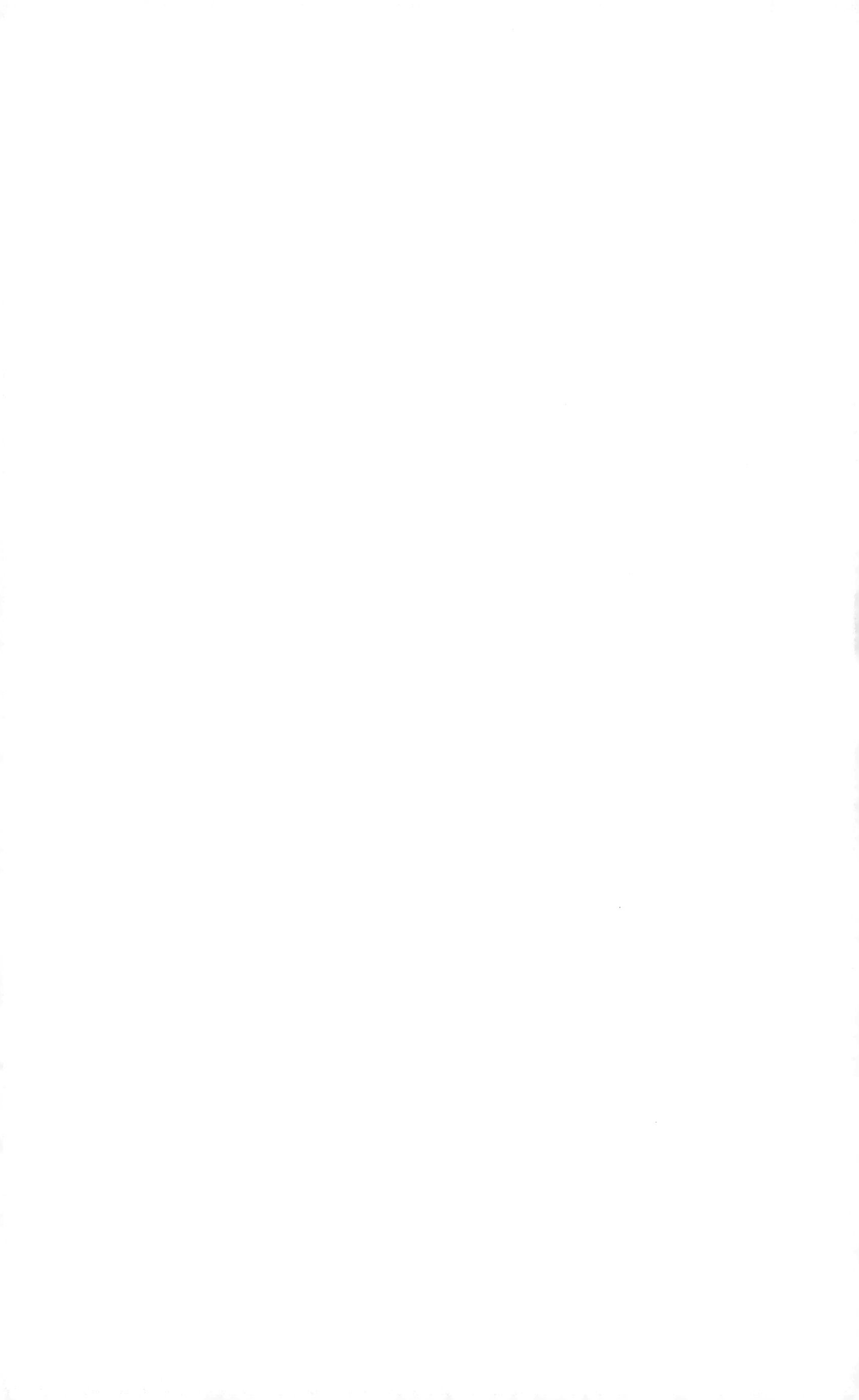

www.ingramcontent.com/pod-product-compliance
Ingram Content Group UK Ltd.
Pitfield, Milton Keynes, MK11 3LW, UK
UKHW021549260726
13993UKWH00002B/730